Holzschuh
Endlich schmerzfrei!

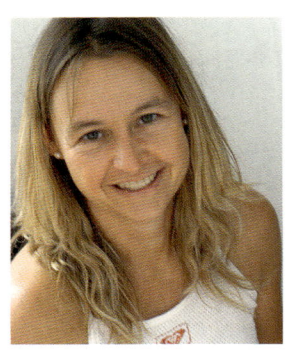

Angie Holzschuh

geboren 1968, ist Heilpraktikerin und staatlich geprüfte Sportlehrerin. Sie ist Windsurf-Worldcup-Teilnehmerin in den Disziplinen Speed und Freestyle und seit 2005 offizielle Therapeutin beim Windsurf-Worldcup. In Spanien hat sie die Prüfung zur Manual-Therapeutin abgelegt. Bei der DGNS (Deutsche Gesellschaft für Naturheilverfahren und Schmerztherapie) hat sie sich zur energetischen Schmerztherapeutin ausbilden lassen. Sie arbeitet seit 2002 auf Fuerteventura und Gran Canaria und gibt Wirbelsäulen-Seminare in Deutschland und Spanien.
www.endlich-schmerzfrei.net

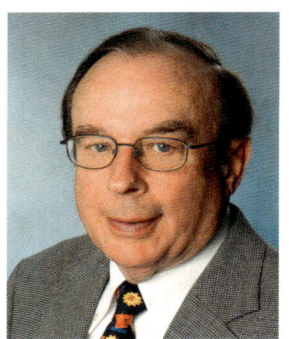

Rainer Holzschuh

geboren 1936, ist Dipl.-Physiker und Autor der physikalischen Grundlagen in diesem Buch. Er erforschte in langjährigen Studien die physikalischen Hintergründe der Magnetfeld-Therapie und die Wirkungen auf den menschlichen Körper. Die positiven Erfahrungen mit der Magnetfeld-Therapie in der täglichen Praxis werden durch seine wissenschaftlichen Ergebnisse erklärt.

Angie Holzschuh
Rainer Holzschuh

Endlich schmerzfrei!

Heilung über die Wirbelsäule

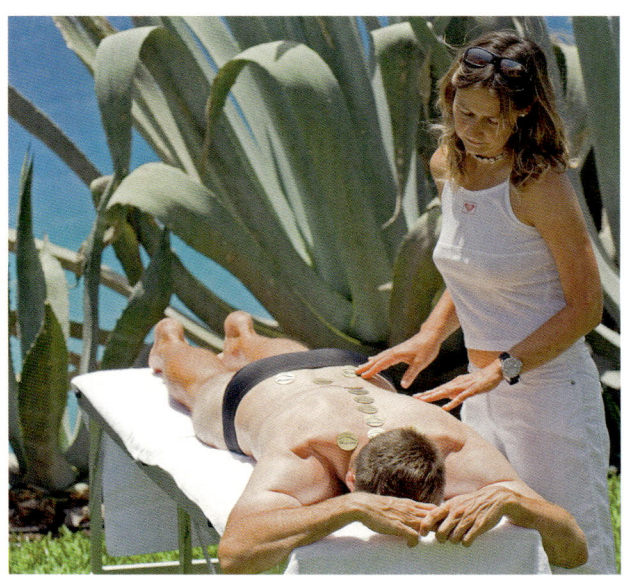

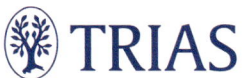

Behandlung von Schmerzen 41

Zusätzliche Ratschläge 83

Vorwort

Ich danke allen meinen Patienten, durch die ich überhaupt erst erfahren habe, dass meine Therapie funktioniert. Anfangs konnte ich es fast nicht glauben, bis ich es langsam erahnte und dann plötzlich wusste, dass ich viele Probleme meiner Patienten lösen kann.

Der Erfolg ist teilweise so unglaublich, dass man es sehr oft von sehr vielen Patienten hören muss, immer wieder. Trotzdem dauert es ziemlich lange, bis man endlich glauben kann, wie viel eine Wirbelsäulen-Behandlung bewirken kann.

Manchmal zweifle ich, ob meine Behandlung immer funktionieren wird – aber je öfter ich die Patienten von ihren jahrelangen Schmerzen befreien kann, umso stärker wird das Vertrauen in die eigenen Hände und in diese geniale Therapie, die ich in meinem Buch beschreibe.

Ich bin kein Wunderheiler, auch die Sonne und Wärme der Kanaren, wo ich lebe und arbeite, sind nicht der Schlüssel zum Erfolg. Es ist einfach eine Frage der richtigen Korrektur-Technik. Diese Technik habe ich jeden Tag an meinen Patienten weiterentwickelt und vertieft. Die Erfahrungen aus 10 000 Patientenfällen und die Highlights sind im Folgenden zusammengefasst.

Es war eine Überraschung für mich, als ich die Ergebnisse meiner Arbeit mit denen renommierter deutscher und amerikanischer Ärzte vergleichen durfte. Ich konnte es nicht glauben, dass diese Koryphäen denselben Patienten nicht helfen konnten, während sie durch meine Behandlung endlich schmerzfrei wurden.

Diese Behandlung will ich möglichst vielen Patienten ermöglichen. Ich kann pro Tag nicht mehr als ca. zehn Wirbelsäulen korrigieren. Deshalb gebe ich meine Therapie in Seminaren weiter, um sie zu multiplizieren. Ich möchte allen Therapeuten die Chance geben, so zu arbeiten und jeden Tag den sichtbaren Erfolg am Patienten zu erleben.

Dieses Buch ist ein weiterer Schritt, den Bekanntheitsgrad der Wirbelsäulen-Therapie zu steigern. Es soll möglichst viele Patienten im Vorfeld über Möglichkeiten und Hintergründe informieren.

HINWEIS

Auf meiner Webseite www.endlich-schmerzfrei.net finden Sie aktuelle Infos und Termine zu meinen Wirbelsäulen-Seminaren für Therapeuten und Ärzte.
Außerdem sehen Sie, wo aktuell unsere Behandlung »Magnetics« angeboten wird. Sie finden hier Heilpraktiker und Therapeuten weltweit, die ich empfehlen kann.

Bedanken möchte ich mich bei Olli Oltrogge, Hotel-Direktor des Robinson Clubs, für seine permanente Unterstützung meiner Arbeit und seine Offenheit für neue Therapien. Erst dadurch konnte sich das neue Gesundheitskonzept »Magnetics« im Robinson Club entwickeln. Ohne ihn hätte ich diese Erfahrungen nie sammeln können, die mich dazu gebracht haben, dieses Buch zu schreiben. Außerdem möchte ich mich auch bei allen Mitarbeitern im Robinson Club bedanken, die mich bei meiner täglichen Arbeit unterstützt haben.

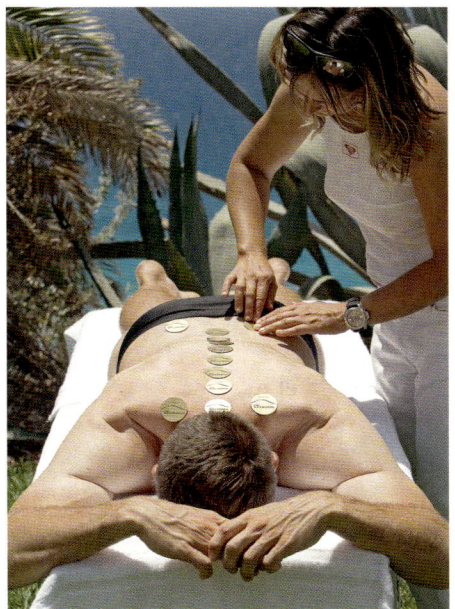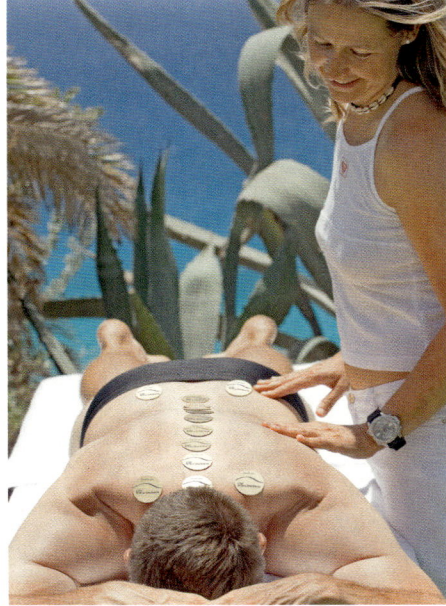

Abb. 1a, b: Arbeiten im Robinson Club Esquinzo Playa, Fuerteventura.

Zuletzt noch ein riesiges Dankeschön an alle Profi-Sportler für das Vertrauen in meine Behandlung. Die Arbeit hat mir sehr viel Spaß gemacht. Danke für die Action-Fotos, die wir in diesem Buch verwenden dürfen, auch an alle Fotografen.

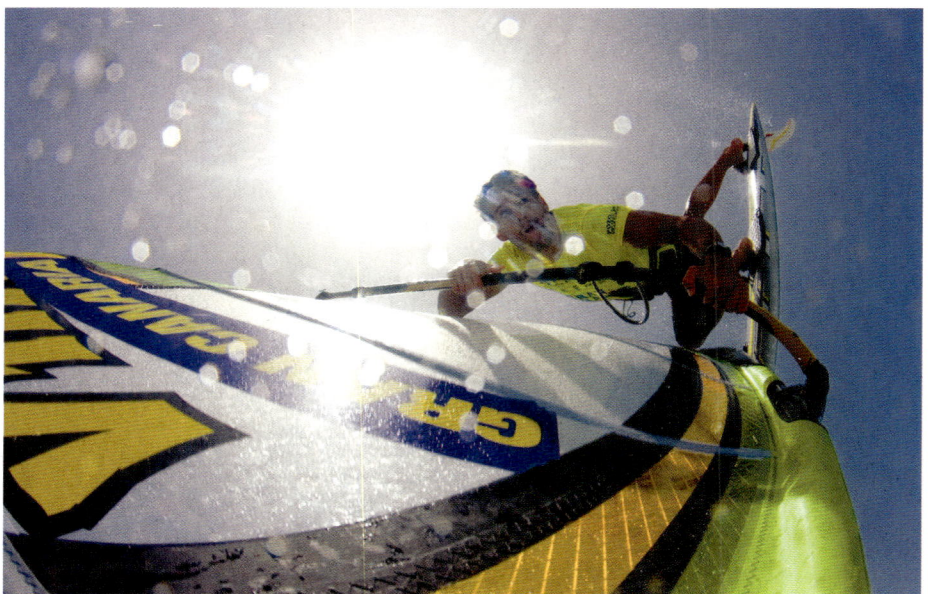

Abb. 2: Ricardo Campello, mehrfacher Weltmeister Freestyle.

Einleitung

Jetzt gibt es keine Geheimnisse mehr, wie man endlich schmerzfrei wird. Dieses Buch eröffnet Ihnen neue Möglichkeiten, wie Sie Ihren Schmerzen begegnen können. Die hier beschriebenen Techniken sind die Basis zur Schmerzfreiheit.

Rückenschmerzen sind mittlerweile die Volkskrankheit Nr. 1. Aber auch andere Schmerzen werden im Folgenden angesprochen und Lösungen aufgezeigt.

Dieses Buch ist absolut wichtig für **alle Patienten**, denn Rückenschmerzen betreffen jeden, der eine Wirbelsäule hat.

Probleme an der Wirbelsäule können nur gelöst werden, wenn zwei Behandlungs-Techniken kombiniert werden:
▮ Die **Körperstatik** muss stimmen.
▮ Die **schmerzhafte Muskulatur** muss behandelt werden.

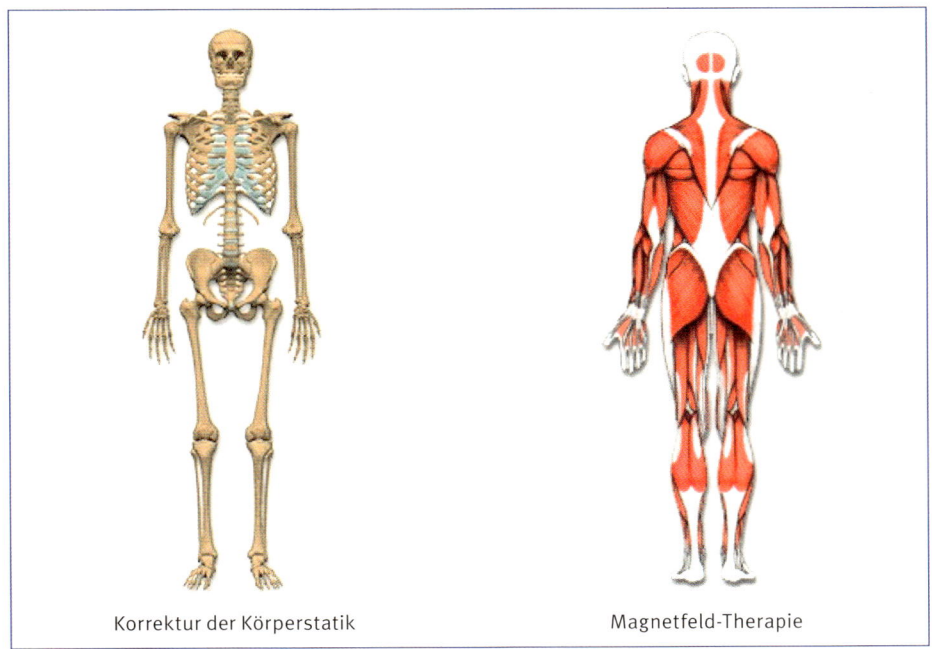

Korrektur der Körperstatik   Magnetfeld-Therapie

Abb. 3: Skelett und Muskulatur müssen behandelt werden.

Der beste Ansatz zur **Statik-Korrektur** ist die Dorn-Therapie, wodurch alle Gelenke in die richtige Position gebracht werden. Danach wird die schmerzhafte Muskulatur behandelt, indem Spannungen aufgesucht und gelöst werden. Mit Hilfe der **Magnetfeld-Therapie** wird die »kranke« Muskulatur zusätzlich im Anschluss an die Therapie zu Hause nachbehandelt.

Lücken in der Ausbildung führen dazu, dass wichtige Bausteine im Denken und Arbeiten der Therapeuten fehlen. Die entscheidenden Griffe zur Korrektur von Becken, Kreuzbein und Wirbelsäule werden nicht unterrichtet. Deshalb gibt es kaum gute Wirbelsäulen-Therapeuten. Der Wirbelsäule wird somit viel zu wenig Aufmerksamkeit geschenkt. Wenn sie überhaupt behandelt wird, dann eben oft nur mit mäßigem Erfolg – obwohl doch alles so einfach sein könnte …

Außerdem wird die Muskulatur als Ursache von Schmerzen stark unterschätzt bzw. verkannt. Aus Unwissenheit werden abenteuerliche Diagnosen gestellt, hochkomplizierte Behandlungskonzepte entwickelt oder zu oft und zu früh operiert. Mit Hilfe der richtigen Ausbildung könnten viele Schmerzen, Verschleißerscheinungen, Bandscheibenvorfälle und Operationen verhindert werden.

Dorn-Therapie

Dieter Dorn, ein allgäuer Landwirt und Sägewerk-Betreiber, verbreitete eine einfache und sanfte Wirbelsäulen-Therapie, die nach ihm benannt wurde. Diese Methode vermittelt er im Rahmen seiner Seminare seit 35 Jahren an Therapeuten in ganz Deutschland. Ich habe Dieter Dorn bei einem seiner Seminare persönlich kennen gelernt. Er ist ein sehr netter Mensch mit einer tollen Persönlichkeit. Er ist ein Vorbild für jeden Therapeuten, weil es ihm auch nach vielen Jahren noch Spaß macht, anderen zu helfen. Das wird in seinen Seminaren deutlich. Ihm verdanken wir die weite Verbreitung der Dorn-Methode. Er hatte Glück. Er kam durch einen Hexenschuss zur Dorn-

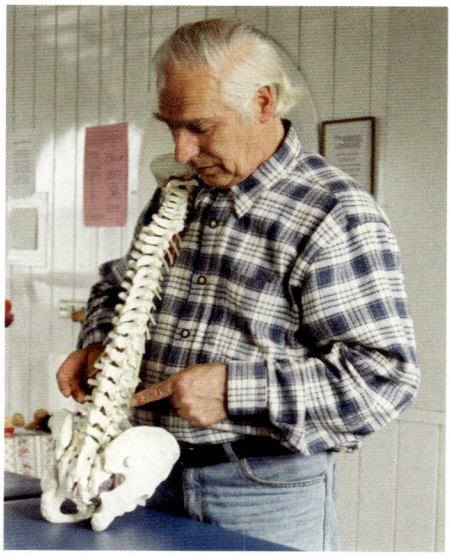

Abb. 4: Dieter Dorn, Entwickler der Dorn-Methode.

Therapie und hat die Lösung für sein Problem sofort gefunden. So einfach hatte ich es bei meiner Suche leider nicht.

Meine Suche

Ich habe mein ganzes Leben lang Sport gemacht. Durch Extremsportarten gab es öfter Stürze. Sportverletzungen waren normal im Sportstudium. Es war also nur eine Frage der Zeit, bis ich Wirbelblockaden hatte und alle möglichen Symptome spürte.

Mit 30 Jahren hatte ich nach dem Windsurfen zum ersten Mal einen Hexenschuss. Plötzlich konnte ich mich am Strand kaum mehr bewegen. Am nächsten Tag war scheinbar wieder alles in Ordnung, leider aber nicht lange. Es war eine schleichende Entwicklung. Manchmal waren meine Finger taub oder ich spürte einen Ischias-Schmerz im Bein.

Eines Morgens wachte ich auf und wollte aufstehen, doch mein rechter Arm blieb liegen. Der Arm war kurzzeitig gelähmt, er lag da, wie wenn er nicht zu mir gehöre. Der Arzt äußerte am selben Tag seinen Verdacht auf Multiple Sklerose (MS), da meine Tante an MS gestorben war. Ich bin sofort von den Kanaren, wo ich lebe und als Heilpraktikerin arbeite, nach Deutschland geflogen, um weitere Untersuchungen durchführen zu lassen. Die Begegnung mit der Schulmedizin war zwar erschreckend, aber immerhin war das Test-Ergebnis negativ. Keine MS.

Ab sofort probierte ich alle Therapien und Therapeuten aus, angefangen bei der Osteopathie über Chiropraktik, Manuelle Therapie bis hin zu Massagen. Ich war bei den besten Therapeuten, bin überall hingeflogen und habe nichts unversucht gelassen. Parallel dazu habe ich unendlich viele Wirbelsäulen-Seminare besucht und weiterhin auf Fuerteventura gearbeitet und meinen Sport gemacht.

Dann hatte ich einen Sturz beim Windsurfen, wobei ich ein lautes Knacken hörte. Nun war die Katastrophe perfekt. Meine Beschwerden wurden immer massiver. Deshalb habe ich noch mehr Zeit und Geld investiert, aber es konnte mir einfach keiner helfen und ich war ziemlich verzweifelt.

Meine Lösung

Nach monatelanger Suche habe ich durch Zufall Reinhold Schäfer (Autor: Rücken unterm Regenbogen) getroffen. Er hat gleich erkannt, dass die Ursache meiner Schmerzen eine Becken-Blockade war, die er ganz einfach und sanft gelöst hat. Ich war begeistert, habe sofort gespürt, was in meinem Körper vorgeht und habe gewusst: **Das ist es!**

Meine Suche nach der Lösung war eine schwierige Zeit für mich, aber ich bin fest davon überzeugt, dass wir nur durch Lösen von Problemen erkennen, lernen und uns dadurch weiterentwickeln können. Deshalb bedanke ich mich für meine Becken-Blockade, denn sonst wäre ich sicherlich nie auf das aktuelle Niveau in meiner Behandlung gekommen.

Ziel dieses Buches

Mit diesem Buch möchte ich alle Patienten ermutigen, die es gewöhnt sind, von einem Arzt oder Therapeuten zum nächsten zu gehen, ohne dass ihnen jemand helfen kann. Nur wer nicht aufgibt und hartnäckig weitersucht, um seine Symptome zu behandeln, der findet auch die richtige Therapie und den richtigen Therapeuten.

Ich habe keine Lust, so wie viele andere Therapeuten, mich über die Ärzte und die Krankenkassen etc. zu ärgern. Alles Mögliche soll Schuld sein an den Beschwerden: Das Auto, das Bett, die Sitze im Flugzeug, der Job, der Sport etc. Ich kann es nicht mehr hören und fühle mich einfach nicht gut, wenn ich andere dauernd nur schimpfen höre. Das bringt doch alles nichts.

Ich kann nicht das System verändern, sondern nur dem einzelnen Patienten helfen, der in meine Praxis kommt. Ich will auch meinen Patienten nicht Ihren Job oder Ihren Sport verbieten, im Gegenteil. Meine Aufgabe ist erst dann erfüllt, wenn ich jedem das Leben ermögliche, das er sich selbst ausgesucht

hat. Ich muss ihm nur seine Schmerzen nehmen, mehr nicht.

TIPP

Lassen Sie sich nicht anstecken von der ganzen negativen Energie. Machen Sie es besser!

Viele ergeben sich in ihr Schicksal und finden sich einfach mit ihren Schmerzen ab. Manche Patienten erzählen mir, ihr Arzt hätte ihnen gesagt: »Damit müssen Sie leben.«, »Das ist halt so im Alter.« oder »Einen alten Baum biegt man nicht mehr gerade.« Für mich ist eines sicher: Ich will auch mit 80 Jahren noch fit und beweglich sein. Ich will weiterhin meinen Sport machen können. Dafür muss ich etwas tun, und je älter ich werde, umso mehr. Bei Kindern lösen sich Blockaden oft noch von selbst. Im Alter nicht mehr.

Durch mein Buch möchte ich bei allen Patienten ein neues Bewusstsein entwickeln. Dass alte Menschen humpeln oder am Stock gehen, das muss nicht zwangsläufig so sein. Aber von nichts kommt nichts.

HINWEIS

Das Geheimnis ist einfach nur Arbeit an der Körperstatik bzw. an der Wirbelsäule. Das kann oft sogar harte Arbeit für den Therapeuten und den Patienten bedeuten, wenn jahrelange Fehlstellungen gelöst werden sollen. Aber es ist der einzige Weg zur Schmerzfreiheit.

Auch wenn mit einer einmaligen Behandlung oft schon viel erreicht werden kann, sollte man sich seine Wirbelsäule nicht nur einmal im Leben korrigieren lassen. Man geht ja auch nicht nur einmal zum Zahnarzt, oder zum Friseur. Oder putzt man nur einmal sein Haus? Blockaden müssen immer wieder gelöst werden, um die Beweglichkeit der Gelenke zu erhalten. Darüber hinaus muss die Muskulatur elastisch gehalten werden. Erst dann können wir ohne Bewegungseinschränkungen und ohne Schmerzen bis ins hohe Alter leben.

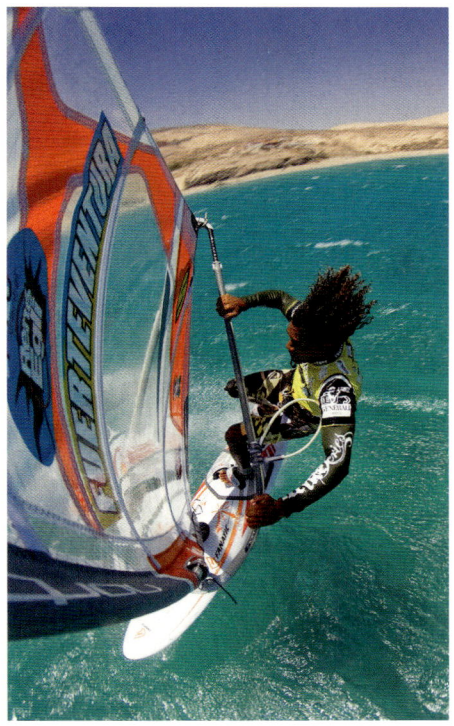

Abb. 5: Gollito Estredo, Weltmeister Freestyle 2006 und 2008.

FAZIT

Es ist kein Zufall und kein Glück schmerzfrei zu sein, es ist einfach nur systematische Arbeit an der Wirbelsäule.

Kombination von Behandlungs-Techniken für die Wirbelsäule

Um Schmerzfreiheit zu erzielen, muss zuerst die Körperstatik der Patienten behandelt werden. Im Anschluss wird die »kranke« Muskulatur durch Magnetfeld-Therapie nachbehandelt.

Die optimale Körperstatik

Die Dorn-Therapie ist die Grundlage meiner Arbeit an der Körperstatik. Alle Wirbel und Gelenke werden systematisch von unten nach oben gerichtet. Die Korrektur findet immer nur in Bewegung statt. Auf diese Weise ist die Behandlung ohne jegliches Risiko für den Patienten.

Die Dorn-Therapie

Bei der Dorn-Methode simuliert der Patient während der Behandlung eine Laufbewegung, wobei er das jeweilige Segment der Wirbelsäule mobilisiert. Der Patient pendelt mit einem Bein, während an Becken und Lendenwirbelsäule (LWS) gearbeitet wird. Zur Behandlung der Brustwirbelsäule (BWS) pendelt er mit den Armen und für Korrekturen an der Halswirbelsäule (HWS) bewegt er seinen Kopf mit kurzen und weichen Bewegungen von rechts nach links.

Ich finde diese Technik einzigartig, denn der Körper des Patienten arbeitet mit. Wir nutzen die Intelligenz des Körpers, welche die Intelligenz des Therapeuten bei weitem übertrifft. Es ist eine Art Teamwork zwischen Therapeut und Patient.

Die systematische Statik-Korrektur

Ich habe mir als Therapeut lange überlegt, wie ich am besten die Fehlstellungen an der Wirbelsäule beseitigen kann. Das Behandlungskonzept, das sich aus meinen Überlegungen ergeben hat, bezeichne ich als systematische Statik-Korrektur. Obwohl die Dorn-Therapie der wichtigste Ansatz für mich ist, gehe ich einen Schritt weiter, indem ich besonderen Wert auf die ausführliche Korrektur des Beckens lege. Weitere Details können sie im Kapitel »Becken« nachlesen.

Bei manchen Therapien entscheidet der Therapeut, wo die Hauptblockaden sind, die er dann im Anschluss versucht zu lösen. Ich gehe anders vor. Jedes Gelenk des Körpers wird systematisch untersucht und in der Bewegung korrigiert. Ich suche immer nach Spannungen im Gewebe, die mir Hinweise auf Fehlstellungen geben. Alle Spannungszustände müssen gelöst werden. Selbst minimale Fehlstellungen werden so behoben.

An den Hauptblockaden arbeitet der Therapeut länger. Erst wenn die Schmerzen des Patienten nachlassen und die Spannung sich löst, können weitere Wirbel behandelt werden. Sollte man an einem Wirbel keine Fehlstellung feststellen, geht man zum nächsten über.

Durch dieses Vorgehen kann ich mir am Ende der Sitzung, die ca. eine Stunde dauert, sicher sein, dass ich nichts vergessen habe. Dadurch ist das Ergebnis insgesamt stabiler, als wenn nur einzelne Wirbel behandelt werden, wie bei anderen Techniken.

PRAXIS:
Unter meinen Patienten sind viele aktive Sportler, die regelmäßig zur Behandlung kommen. Es handelt sich um sehr anspruchsvolle Patienten, denn

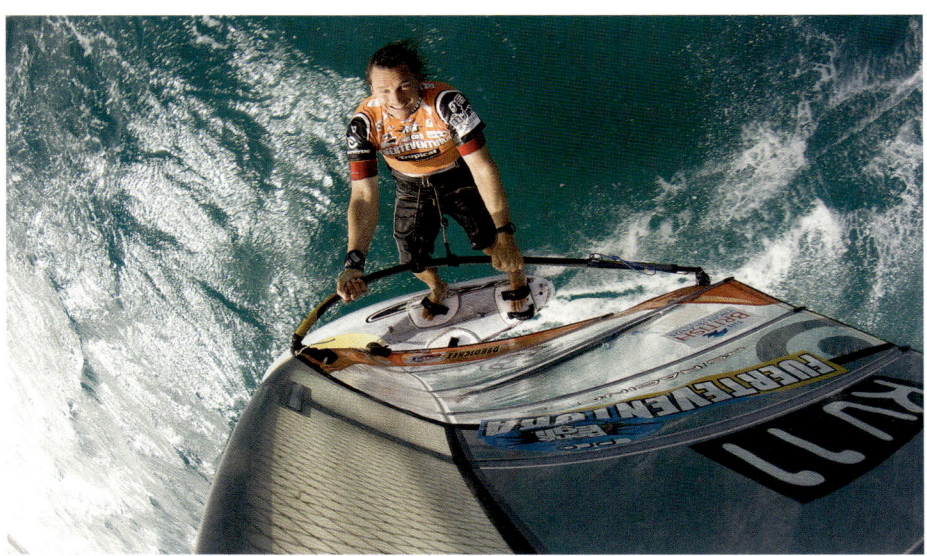

Abb. 6: Finian Maynard, Weltrekord 2004 – 2008 Windsurfing Speed, 46,82 Knoten.

sie wissen, dass sie nur optimale Leistung bringen können, wenn sie gesund sind und ihr Körper »funktioniert«. Sie erwarten viel von der Behandlung, tragen aber auch ihren Teil dazu bei. Da die Sportler ein gutes Körpergefühl haben, spüren sie den Therapieerfolg sehr schnell und setzen meine Tipps sofort um. Nur so geht's.

Vorteile der sanften Technik

Wir sprechen bei der systematischen Statik-Korrektur von einer sanften Technik, da alle Wirbel und Gelenke immer in der Bewegung korrigiert werden. Dadurch kommt es zu keinerlei Verletzungen an Sehnen, Bändern, Gefäßen und anderen Strukturen. Anders als bei anderen Techniken, wie z. B. harter Chiropraktik, können wir also ohne jegliches Risiko für den Patienten arbeiten.

Obwohl wir von der sanften Technik sprechen, kann das Lösen von Blockaden jedoch oftmals schmerzhaft für den Patient sein. Schmerzen treten genau in dem Moment auf, in dem durch Daumendruck die Wirbel gerichtet werden. Es wird solange an einem Wirbel gearbeitet, bis er wieder in seiner Position sitzt. Dann lässt der Schmerz augenblicklich nach. Die Dorn-Methode ist kein Hau-Ruck-Verfahren, das einem Lotteriespiel ähnelt, sondern solide Arbeit entlang der gesamten Körperstatik.

Der weitere Vorteil dieser sanften Technik ist ein reduzierter Kraftaufwand für den Therapeuten im Vergleich zu harten Techniken. Die Fehlstellungen werden nicht mit Brachialgewalt angegangen, denn Heilung kann man nicht erzwingen.

WICHTIG

Durch Gewalt kann man nichts erreichen.

PRAXIS:

Trotzt aller Vorsicht wurde ein Box-Profi ohnmächtig, als ich seinen ersten Halswirbel behandelte. Er sagte mir später, dass er öfter ohnmächtig wird und dass ihm schon seit Tagen schwindelig war. Zum Glück kommt so etwas in der Praxis äußerst selten vor. Beim nächsten Termin verlief die Behandlung problemlos. Mehr kann mit dieser Technik also nicht passieren.

HINWEIS

Im Gegensatz zu anderen Techniken gibt es bei der systematischen Statik-Korrektur keine Risiken oder Verletzungen. Die Strukturen lassen sich in ihre ursprüngliche Position verschieben, ohne dass Sehnen, Bänder oder Gefäße verletzt werden. Das ist der große Vorteil, wenn man in der Bewegung arbeitet.

Wirbelsäulen-Check

Oft melden sich Patienten zu einem Wirbelsäulen-Check bei mir an. Sie wollen eigentlich nur ihr Gewissen beruhigen und hoffen, dass ich nichts finde. Schön wär's. Während der ersten Behandlung finde ich bei einem Patienten im Schnitt ca. 15–20 Blockaden. Wenn ich mal einen Wirbel finde, der nicht blockiert ist, bin ich ja direkt froh.

Bei der Erstbehandlung muss die Wirbelsäule »freigeschaufelt« werden, denn sie ist meist stark blockiert, wie einzementiert. Je länger die Blockaden bereits bestehen und je älter die Patienten sind, umso schwieriger ist die Arbeit an der Wirbelsäule. Die Fehlstellungen haben sich über viele Jahre gefestigt. Je öfter die Behandlung wiederholt wird, umso freier wird und bleibt die Wirbelsäule. Parallel dazu verbessert sich der Befund und die Behandlungsdauer pro Sitzung sinkt.

HINWEIS

Wenn es dem Patient nach der ersten Behandlung zwar besser geht, er aber noch nicht ganz schmerzfrei ist, dann ist eine Nachbehandlung sinnvoll. Seien Sie nicht enttäuscht, wenn der erste Erfolg nicht lange anhält. Vor allem bei schon länger bestehenden Beschwerden braucht man zwei bis drei Behandlungen.

Massage der Tiefenmuskulatur mit dem Relaxer

In meiner Behandlung orientiere ich mich permanent an den Schmerzpunkten. Ich suche gezielt danach, denn durch den Schmerz verrät mir der Körper genau, wo die Probleme liegen. Der Körper lügt nie. Weder der Patient noch ich wissen zu Beginn der Behandlung, wo genau das Problem liegt. Nur der Körper kann es mir verraten, aber ich muss gezielt danach suchen. Das ist für den Patienten nicht sehr angenehm, denn ich muss den Schmerz provozieren. Das Entscheidende ist jedoch das Ergebnis der Behandlung, dafür nehmen die Patienten den kurzfristigen Schmerz gerne in Kauf.

In der täglichen Arbeit benutze ich am liebsten den Relaxer, ein Massagegerät mit einer speziellen dreidimensionalen Vibration. Mit Hilfe des Relaxers gehe ich unter Einsatz meines Körpergewichts auf die Tiefenmuskulatur und

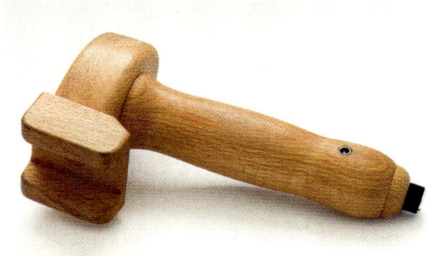

Abb. 7: Relaxer zur Behandlung schmerzhafter Tiefenmuskulatur.

löse Verspannungen, Knoten und Verklebungen. Der Muskel wird dadurch gelockert und der Patient spürt sofort eine deutliche Entspannung.

> **TIPP**
>
> Patienten, die aktiv mitarbeiten wollen, können sich mit dem Relaxer auch selbst massieren. Jeder kann sich durch Selbstmassage helfen. Man kann dabei nichts falsch machen.

Die Statik-Korrektur als Prävention

Wir finden bei jeder Statik-Behandlung Fehlstellungen. Irgendetwas gibt es immer zu verbessern. Die Arbeit an der Körperstatik sollte als Instandhaltung für die Wirbelsäule gesehen werden bzw. als eine Art TÜV. Sie sollte idealer Weise ein- bis zweimal pro Jahr durchgeführt werden.

Viele Profi-Sportler lassen sich beispielsweise nach jedem Wettkampf präventiv die Wirbelsäule korrigieren. Wenn ein Sportler mehrmals in meiner Behandlung war, erleichtert es die Arbeit, da nicht jedes Mal die ganze Wirbelsäule zu korrigieren ist, sondern nur die jeweils verschobenen Wirbel. Vorbeugend zu einer Statik-Korrektur zu gehen ist ein Luxus, den sich jeder gönnen sollte, nicht nur Profi-Sportler.

Bei Schmerzen sollte jedoch nicht lange gewartet werden. Schmerzen sind ein akutes Signal vom Körper, ein Hinweis, dass etwas nicht stimmt. Wird dieses Signal ignoriert, kommt es in der Folge zu Bandscheibenvorfällen.

Ich vergleiche mich immer gern mit dem Zahnarzt. Dorthin gehen die Patienten schließlich auch nicht erst, wenn die Zähne gezogen werden müssen, sondern schon vorher – zur Zahnreinigung oder zu einer Kontrolluntersuchung.

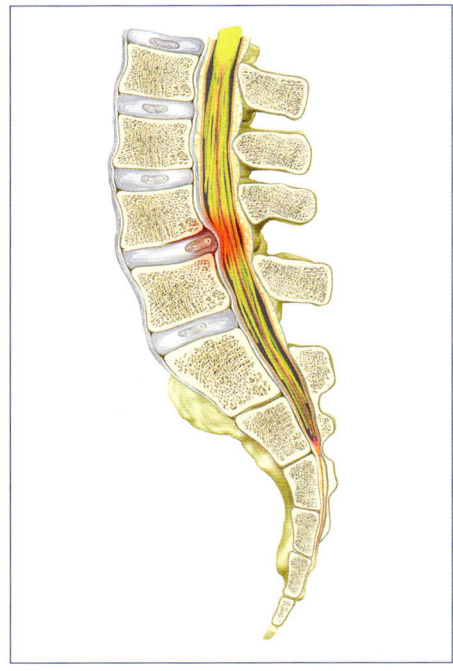

Abb. 8: Bandscheibenvorfall.

Nach der Wirbelsäulen-Korrektur

Am Tag nach der Wirbelsäulen-Korrektur sollte man die »neue Wirbelsäule« idealer Weise schonen. Der Körper braucht Zeit, um die neue Position anzunehmen. Krafttraining, Überbelastung und Dehnen sollten vermieden werden. Es kann zu einem Korrekturschmerz kommen, ähnlich wie Muskelkater. Dieser Muskelschmerz klingt jedoch spätestens nach drei Tagen ab.

TIPP

Trinken Sie zwei bis drei Liter Fruchtsaft-Schorle oder Kräuter-Tee täglich, vor allem nach der Behandlung. Gifte und Schlacken werden vermehrt gelöst und müssen ausgeschieden werden.

Den meisten Patienten geht es direkt nach der Behandlung extrem gut. Sie fühlen sich leicht, spüren ihren Körper nicht und glauben zu schweben. Das überrascht die meisten. Viele sagen: »Das Beste was mir je passiert ist.« oder »Das war das Beste vom ganzen Urlaub«. Sie haben keine Heilung oder Lösung ihrer langjährigen Probleme erwartet, schon gar nicht »auf die Schnelle« im Urlaub. Sie bekommen einen ganz anderen Einblick in ihre chronisch geglaubten Schmerzen und verstehen plötzlich die Zusammenhänge.

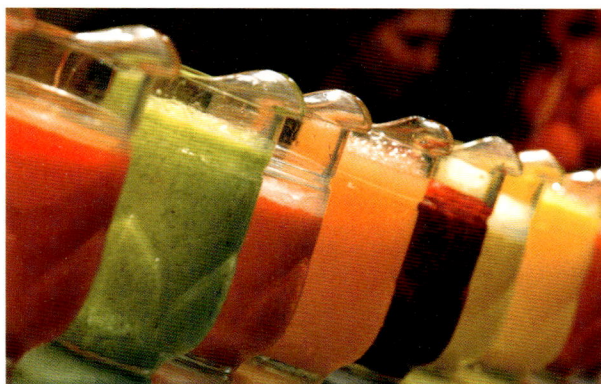

Abb. 9: Säfte.

PRAXIS:
Ein 17-jähriger Fußball-Profi, der jeden Tag sehr hart trainierte, meinte er fühlt sich wie im Urlaub, als ob er seit vier Wochen keinen Sport gemacht hätte: »Wie neu geboren«. Diesen Spruch von einem 17-jährigen höre ich aber auch von 80-jährigen Patienten.

Nach der Wirbelsäulen-Korrektur und der Massage der Tiefenmuskulatur mit dem Relaxer ist es wichtig, dass das Ergebnis stabilisiert wird. Dabei hilft die Magnetfeld-Therapie, indem die verspannte Muskulatur zu Hause nachbehandelt wird. Falls dies nicht geschieht, ziehen die betroffenen Muskeln die Knochen wieder in eine erneute Fehlstellung, so dass der Behandlungserfolg nicht von Dauer ist.

Nachbehandlung durch Magnetfeld-Therapie

Die Magnetfeld-Therapie hat sich bereits seit Jahrtausenden in der Medizin bewährt. Diese Heilmethode wurde schon in der chinesischen Medizin, bei den alten Ägyptern, den Römern und den Griechen mit großen Erfolgen angewendet. Hippokrates, der berühmteste Arzt der Antike, und andere namhafte Mediziner wie Paracelsus oder Mesmer galten schon damals als Verfechter der Magnetfeld-Therapie. Im Gegensatz zu früher ist die Behandlung heutzutage aufgrund von modernen Magnetfeldprodukten sehr anwenderfreundlich geworden. Um den Erfolg unserer Behandlung sicherzustellen, arbeiten wir mit Magnetpflastern, die einen Dauereffekt auf die »kranke« Muskulatur haben und diese dadurch wieder elastisch und schmerzfrei machen.

feldes sowie die optimale Eindringtiefe des Magnetfelds in das Gewebe sind für mich ein wichtiges Argument in der Therapie. Aus Qualitätsgründen werden sie nur in Deutschland hergestellt.

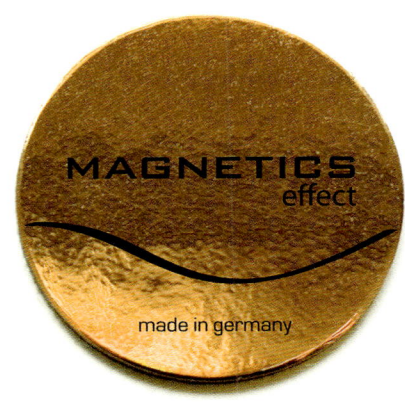

Abb. 10: Magnetpflaster Magnetics effect*.

HINWEIS

Nicht nur das Skelett, sondern auch die Muskulatur muss behandelt werden.

Magnetpflaster

Magnetpflaster werden immer direkt auf die Schmerzpunkte aufgeklebt. Meinen Patienten empfehle ich die Magnetpflaster Magnetics effect*, mit denen ich seit Jahren erfolgreich arbeite. Ihre spezielle, wechselpolare Anordnung des Magnet-

TIPP

Die Magnetpflaster Magnetics effect* können im Zweier-Pack über die Apotheke für 27,– Euro bestellt werden. Durch die beiliegenden hautverträglichen medizinischen Klebepads können sie überall am Körper aufgeklebt werden. Mit den flexiblen Magnetpflastern, die sehr angenehm auf der Haut sind, kann man arbeiten, Sport machen und sogar duschen. Ein Test-Magnet von Magnetics effect* befindet sich in diesem Buch, damit Sie ihn sofort ausprobieren können.

Die Klebepads können nur einmal verwendet werden. Sie kleben aber zwischen drei und sieben Tagen. Wer stark schwitzt, zum Beispiel in der direkten Sonne, muss damit rechnen, dass sich die Klebepads schneller lösen. Zusätzliche Klebepads sind ebenfalls in der Apotheke im Hunderterpack für 20,– Euro erhältlich.

Abb. 11: Hautverträgliche medizinische Klebepads.

Im Kapitel »Behandlung von Schmerzen« wird anhand von Beispielen und Fotos die Anwendung der Magnetpflaster bei den jeweiligen Beschwerden ausführlich erklärt. Falls Sie die Magnetpflaster aufgeklebt haben, aber keine Verbesserung erzielen konnten, kann es daran liegen, dass die Körperstatik noch nicht im Gleichgewicht ist oder dass der Magnet auf die falsche Stelle geklebt wurde. Bitte suchen Sie einen von mir ausgebildeten Therapeuten auf, um diese Ursachen zu beseitigen.

Tiefenentspannung der Muskulatur

Damit die Patienten endlich wieder schmerzfrei werden, muss sich die Muskulatur entspannen, die sich über Jahre verzogen hat. Mit Hilfe von Magnetpflastern können wir eine optimale Tiefenentspannung der Muskulatur erzielen, indem wir die Schmerzpunkte bekleben. Gesundes Muskelgewebe sollte elastisch und locker sein. Oft finden wir aber sehr starke Verhärtungen und Knoten in der Muskulatur, die sich steinhart anfühlen. Genau auf diese Punkte kleben wir die Magnetpflaster. Unter dem aufgeklebten Magnet findet eine Art Dauermassage statt. Die verspannte Muskulatur wird an dieser Stelle weich und die Schmerzen lassen nach.

Umprogrammierung einseitiger Muskulatur

Einseitige Muskulatur finden wir zum Beispiel bei einer Skoliose. Die Wirbelsäule zeigt eine seitliche Krümmung. An der Kurvenaußenseite wird die Muskulatur jahrelang überdehnt. Der Muskel hält reflektorisch dagegen und verkürzt sich somit, was deutlich sichtbar und spürbar ist. Deshalb müssen nun Magnete an der Kurvenaußenseite aufgeklebt werden. Durch das Magnetfeld wird die Muskulatur umprogrammiert und die Wirbelsäule kann Schritt für Schritt wieder in die korrekte

Position zurückgeführt werden. Wenn die Spannung in der Muskulatur nachlässt, können verdrehte Wirbel außerdem besser und schmerzfreier korrigiert werden.

Erstverschlimmerung

Es kann bei einigen wenigen Patienten durch das Magnetfeld zu einer vorübergehenden Verschlimmerung der Symptome kommen. Die Praxis hat aber gezeigt, dass besonders bei diesen Menschen sehr gute Ergebnisse erzielt werden, nachdem die anfängliche Krise überwunden ist. Ich empfehle den Patienten, die sehr sensibel auf die Magnetfeld-Behandlung reagieren, sich langsam an die Magnete zu gewöhnen. Man nennt das »Einschleichen«. Die Magnete werden anfangs nur kurze Zeit angewendet, um dann die Behandlungszeit langsam zu steigern.

Die Dauer der Anwendung

Die Anwendungsdauer kann zwischen Stunden, Tagen und Wochen variieren, je nach Bedarf. Wer will kann die Magnetpflaster auch nur über Nacht aufkleben oder nur beim Sport. Es gibt keine Nebenwirkungen bei der Magnetfeld-Therapie, so dass die Magnete solange aufgeklebt werden können, bis die Muskulatur wieder schmerzfrei ist.

Grundlagen der Magnetfeld-Therapie

Durch die Magnetfeld-Therapie können wir viele Abläufe im Körper positiv beeinflussen. In diesem Kapitel werden die wichtigsten Effekte und Vorteile kurz erläutert und dann im physikalischen Teil anhand von verschiedenen Modellen dargelegt.

Positive Effekte auf den Körper

Dass man sich regelmäßig die Zähne putzen sollte, weiß fast jeder. Aber wie man die »kranke« Muskulatur behandelt, scheint immer noch ein Geheimnis zu sein. Dabei ist es relativ einfach die Muskulatur gesund, also locker, beweglich, entspannt und somit schmerzfrei zu halten. Viele Patienten glauben nicht mehr an eine Lösung ihrer Probleme und leben mit ihren verkürzten und schmerzhaften Muskeln. Das muss wirklich nicht sein.

Der Cleaning-Effekt

Aufgrund der verbesserten Durchblutung im Magnetfeld werden Schlacken, Gifte und Schmerzhormone verstärkt abtransportiert. Wir sprechen deshalb auch vom so genannten Cleaning-Effekt. Der Muskel wird gereinigt. Diesen Effekt merkt jeder unmittelbar. Der Patient kann spüren, wie der schmerzhafte Muskel unter dem Magnetpflaster wieder weich und elastisch wird.

Verbesserte Durchblutung

Wenn muskuläre Verspannungen gelöst werden, lässt auch die Kompression auf die Blutgefäße im betroffenen Gewebe nach. Die Blutgefäße, die an dieser Stelle sozusagen abgeklemmt waren, werden unter dem Einfluss des Magnetfeldes wieder stärker durchblutet. Frisches Blut kann einströmen, welches Sauerstoff und Nährstoffe zur Muskelzelle transportiert und angesammelte Schlacken und Toxine abtransportiert. Außerdem bewirkt das Magnetfeld eine Weitstellung der Blutgefäße. Diesen Effekt werden wir im physikalischen Teil noch ausführlich erklären.

Erhöhte Sauerstoffaufnahme

Das Sauerstoffangebot im Körper kann im Magnetfeld auf das 2,5-fache gesteigert werden. Dieser Effekt wird erstens durch die bessere Durchblutung und Weitstellung der Gefäße erreicht. Zweitens aber auch durch die Auflösung der

Verklumpungen der Erythrozyten (rote Blutkörperchen) im Magnetfeld. Auch dieser Effekt wird im physikalischen Teil anhand von verschiedenen Modellen noch genauer erklärt.

Legales Doping

Durch das Magnetfeld steht dem Körper dementsprechend mehr Sauerstoff zur Verfügung. Bei Sportlern kann so eine bessere Leistungsfähigkeit und gleichzeitig weniger Übersäuerung beobachtet werden. Außerdem findet eine schnellere Erholung nach der Belastung statt, so dass der Sportler öfter und härter trainieren kann. Das wiederum wirkt sich auf Dauer leistungssteigernd aus. Deshalb legen sich viele Profisportler vor und nach dem Training auf eine Magnetfeld-Matte.

HINWEIS

Sie müssen kein Profisportler sein, um die positiven Effekte vom Magnetfeld für ihre Gesundheit zu nutzen. Optimieren Sie die Sauerstoffversorgung Ihres Körpers.

Wir empfehlen unseren Patienten die Magnetfeld-Matte Magnetics effect*, die von Dipl.-Physiker Rainer Holzschuh entwickelt und patentiert wurde. Das ist die einzige Magnetfeld-Matte, bei der das Magnetfeld im Lungenbereich extra ausgespart wird. Dadurch wird die Sauerstoffaufnahme in der Lunge

optimiert. Warum ein Magnetfeld im Lungenbereich kontraproduktiv ist, erklären wir ausführlich im physikalischen Teil. Idealerweise legt man sich zur Ganzkörperregeneration ab und zu über Nacht auf die Magnetfeld-Matte. Die Matte ist zusammenrollbar und kann für 399,– Euro bestellt werden.

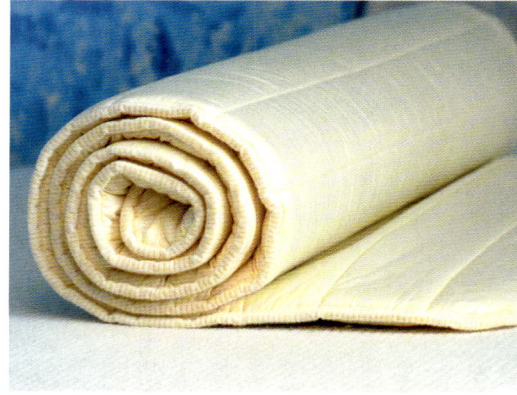

Abb. 12: Magnetfeld-Matte Magnetics effect*.

Weitere Vorteile von Dauermagneten

Magnetfeld-Therapie muss nicht teuer sein. Wie oben bereits erwähnt, sind zwei Magnetpflaster Magnetics effect* in der Apotheke schon für 27,– Euro erhältlich. Sie können immer wieder verwendet werden, denn sie verlieren ihre Wirkung nicht.

Dauermagnete wirken zwar nicht so schnell und so stark wie pulsierende

Magnetfeld-Geräte mit Strom, aber die Behandlung läuft unkompliziert »einfach nebenbei« ab. Es entsteht Ihnen kein zusätzlicher Zeitaufwand, denn Sie können die Magnete während der Arbeit, des Sports oder zu Hause, tagsüber oder auch über Nacht anwenden. In vielen Studien wurde die positive Wirkung von Dauermagneten empirisch bewiesen. Sie sind völlig frei von negativen Nebenwirkungen.

TIPP

Probieren Sie es einfach aus! Je öfter Sie die Magnete einsetzen, desto eher werden Sie spüren, welche positiven Effekte Sie mit Magneten erzielen können.

Physikalische Erklärungsansätze zur Wirkung von Magnetfeldern

In diesem Kapitel wird von meinem Vater, dem Magnetfeld-Experten Dipl.-Physiker Rainer Holzschuh, die Wirkung von Magnetfeldern auf den menschlichen Körper beschrieben. Durch seine neuesten Erkenntnisse wird klar, wie die Magnetfeld-Therapie das menschliche Blut und die Zellen positiv beeinflusst. Somit werden die täglichen Erfolge, die wir in der Praxis beobachten, durch physikalische Mechanismen bestätigt. Sie werden im Folgenden näher beschrieben.

Das Magnetfeld-Mangel-Syndrom
Die Heilerfolge durch die Magnetfeld-Therapie sprechen für sich, ebenso die Störungen, die auftreten, wenn ein Magnetfeld-Mangel vorliegt. Dieser tritt auf, wenn das Erdmagnetfeld durch magnetisierbare Stoffe wie Eisen oder Stahl abgeschirmt wird. Beispielsweise ist in Gebäuden aus Stahlbeton oder aber auch im Auto das Erdmagnetfeld erheblich abgeschwächt.

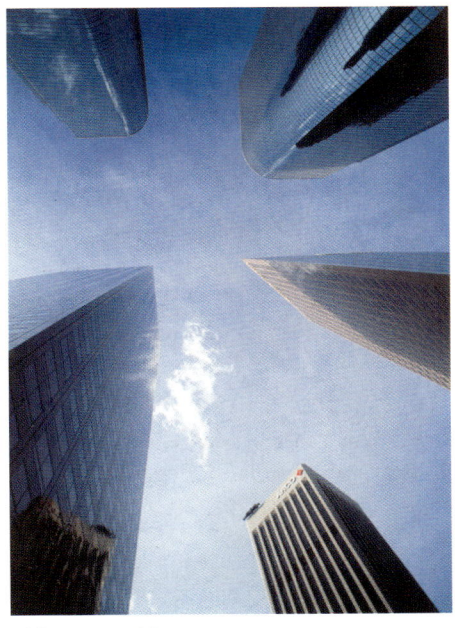

Abb. 13: Hochhäuser.

Das gleiche Phänomen tritt im Flugzeug auf, da das Erdmagnetfeld in großen Höhen wesentlich schwächer ist als in unmittelbarer Bodennähe. Bei längeren Flügen steigt deshalb die Thrombosegefahr. Besonders gravierend sind diese Mangelerscheinungen im Weltraum, da dort die Stärke des Erdmagnetfelds nahezu Null ist.

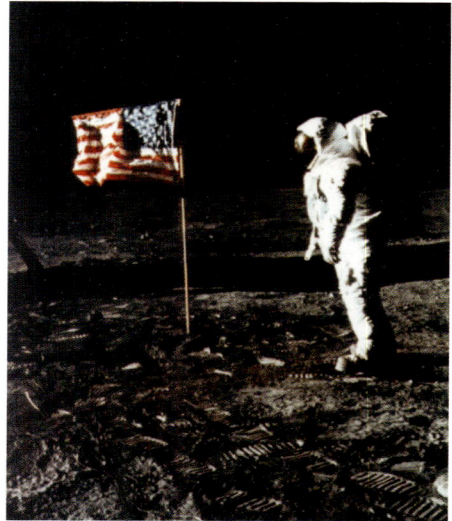

Abb. 14: Astronauten.

Im Jahr 1969, als die ersten Astronauten auf den Mond geflogen sind, war meine Tochter Angie ein Jahr alt. Ich war damals als Physiker bei der Deutschen Versuchsanstalt für Luft- und Raumfahrt in der Forschung tätig und war der Meinung, dass sie bei diesem Ereignis vor dem Fernseher sitzen sollte. Die Astronauten Armstrong und seine Crew

kehrten nach 14 Tagen im All wieder auf die Erde zurück, allerdings mit schweren gesundheitlichen Problemen. Heute wissen wir, dass einige dieser Symptome auf das im Weltraum fehlende Erdmagnetfeld zurückgeführt werden können. Heute werden alle Astronauten einem künstlichen Magnetfeld ausgesetzt. Dass solche Maßnahmen nicht nur für Astronauten, sondern für alle Menschen von großer Bedeutung sind, wird in den folgenden Abschnitten noch ausführlich erläutert.

> **HINWEIS**
>
> Ohne Erdmagnetfeld ist kein menschliches Leben möglich. Es bietet uns nicht nur Schutz vor kosmischer Strahlung, sondern ist für den Menschen genauso wichtig wie Sauerstoff und Nahrung.

Es gibt Plätze auf der Erde, wie z. B. der französische Wallfahrtsort Lourdes, an denen die Stärke des Magnetfeldes weit über dem Durchschnittswert liegt. In diesen Gebieten finden Schwerkranke oft Linderung ihrer Schmerzen, selbst Spontanheilungen kommen vor.

> **HINWEIS**
>
> Durch das Magnetfeld-Mangel-Syndrom können ernsthafte gesundheitliche Probleme auftreten wie Thrombosen, Schlaganfälle, Herzinfarkte und Schlafstörungen, um nur einige zu nennen.

Das menschliche Blut

Um den Einfluss von Magnetfeldern auf den menschlichen Organismus physikalisch zu erklären, muss man das menschliche Blut genauer betrachten. Das Blut setzt sich aus Blutplasma (ca. 55 %) und aus Blutzellen (ca. 45 %) zusammen.

Das Blutplasma besteht zu 90 % aus Wasser, in dem anorganische Salze, Kohlenhydrate, Fettsäuren, Aminosäuren, Vitamine, Hormone, Bluteiweiße wie Globuline und Albumine aber auch Abbauprodukte aus dem Stoffwechsel transportiert werden.

Den zweiten Bestandteil des Blutes bilden die Blutzellen. 99 % davon sind Erythrozyten, so genannte rote Blutkörperchen und nur 1 % Leukozyten (weiße Blutkörperchen) und Thrombozyten (Blutplättchen für die Blutgerinnung). Deshalb werden wir im Folgenden die physikalischen Effekte anhand der Erythrozyten beschreiben. Dasselbe gilt natürlich immer auch für die Thrombozyten.

Die **Erythrozyten** haben die Form dünner Scheibchen mit einem mittleren Radius von ungefähr 4 µm und einer Dicke von ungefähr 2 µm. Sie bestehen hauptsächlich aus Wasser und aus dem roten Blutfarbstoff Hämoglobin. Das Hämoglobin transportiert den Sauerstoff von der Lunge zu den Organen.

Dort wird der Sauerstoff an die Zelle abgegeben und das Abfallprodukt Kohlendioxyd aufgenommen, welches dann über die Lunge abgeatmet wird.

Wenn die Erythrozyten verklumpen, spricht man auch vom »Geldrollen«-Phänomen, da die Erythrozyten wie Münzen in Geldrollen aneinander angelagert werden. Idealerweise liegt jedoch jedes Erythrozyt einzeln vor und ist nicht in einer »Geldrolle« verklebt.

HINWEIS

Wenn der Mensch einem zu schwachen Magnetfeld ausgesetzt ist, neigen die Erythrozyten zur Verklumpung.

Diese Verklumpungen können durch negative Einflüsse wie Bewegungsarmut, Sauerstoff- und Flüssigkeitsmangel, Alkohol, Nikotin, Elektrosmog und

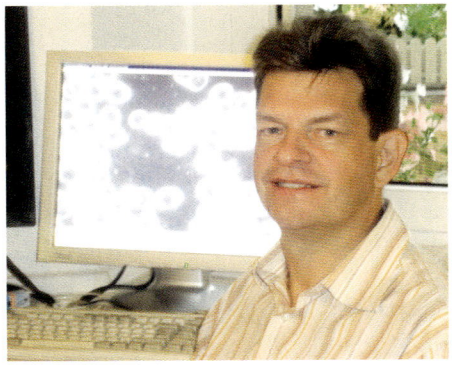

Abb. 15: Jürgen Aschoff mit Aufnahmen im Dunkelfeld-Mikroskop.

Stress ausgelöst werden. Laut Dr. Jürgen Aschoff, Arzt für Naturheilverfahren, können auch chronische Entzündungen im Körper zu Verklumpungen der Erythrozyten führen. Er analysiert daher das Blut jedes Patienten als erstes im Dunkelfeld-Mikroskop, bevor er den Aschoff-Bluttest durchführt.

Auch Aufnahmen im Dunkelfeld-Mikroskop von Prof. Dr. Wolf A. Kafka [1], ehem. Professor am Max-Planck-Institut, zeigen die Auflösung der Verklumpungen in einem Magnetfeld. Das erste Bild zeigt das Blut vor der Anwendung, das zweite Bild nach nur zehn Minuten im Magnetfeld. Wie man im Dunkelfeld-Mikroskop also deutlich sehen kann, werden die »Geldrollen« durch das Magnetfeld sehr schnell aufgelöst.

Aufgrund der Verklumpungen ist die Oberfläche der Erythrozyten stark reduziert. Somit können die Erythrozyten in der Lunge nicht genügend Sauerstoff aufnehmen. Die Konsequenz ist dann Sauerstoffmangel in der Peripherie und somit eine Unterversorgung aller Zellen. Außerdem wird das Blut zähflüssig und fließt langsamer aufgrund der langkettigen »Geldrollen«.

HINWEIS

Problem: Sauerstoff-Mangel und schlechtere Durchblutung beim »Geldrollen«-Phänomen.

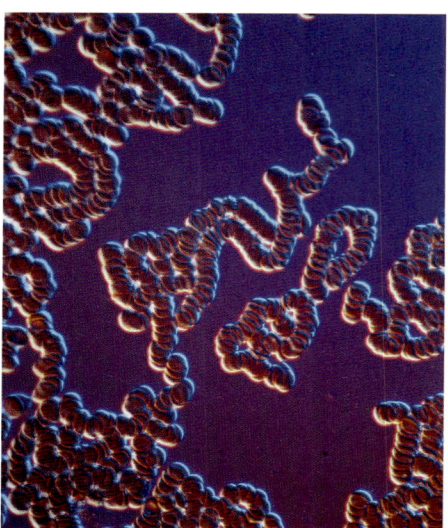 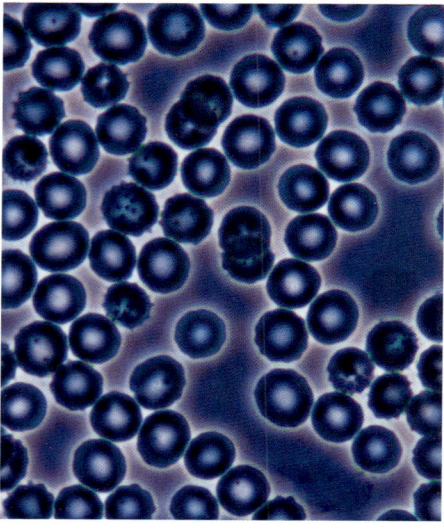

Abb. 16a, b: Erythrozyten im Dunkelfeld-Mikroskop vor und nach der Magnetfeld-Behandlung.

In den folgenden Kapiteln wird ein physikalischer Mechanismus erklärt, durch den deutlich wird, wie die Magnetfeld-Therapie zur Trennung verklumpter Erythrozyten führt. Die sensationellen Bilder, die wir im Dunkelfeld-Mikroskop sehen, lassen sich hiermit erklären.

Die **Thrombozyten**, die eine wichtige Rolle bei der Blutgerinnung spielen, neigen unter negativen Umständen ebenfalls zur Verklumpung. Wenn sich diese Verklumpungen an einer verengten Gefäßstelle anlagern, kann es zu Thrombosen und Infarkten kommen.

Die **Leukozyten** weisen verschiedene Größen und Formen auf. Es gibt mehrere Arten, die in der Lage sind, die Gefäße zu verlassen und, angelockt durch chemische Substanzen, an Entzündungsherden Bakterien aufzunehmen und einzukapseln. Eine besondere Art der Leukozyten, die Lymphozyten, sind sogar in der Lage Antikörper zu bilden. Es

HINWEIS

Eine Auflösung der verklumpten Blutzellen verringert das Thrombose- und Infarktrisiko. Außerdem garantiert die normale Viskosität des Blutes eine optimale Durchblutung des gesamten Organismus. Dadurch werden eine ausreichende Versorgung mit Sauerstoff und Nährstoffen sowie ein funktionierendes Abwehrsystem sichergestellt.

ist also wünschenswert, ein erkranktes Organ von möglichst vielen Lymphozyten durchströmen zu lassen. Auch dabei kann das Magnetfeld von Nutzen sein.

Die Lorentzkraft

Bewegt sich ein geladenes Teilchen, wie zum Beispiel ein Ion, im Blut nicht parallel zu den Feldlinien eines Magnetfeldes, so erfährt es eine Kraft, die so genannte Lorentzkraft. Diese wird unter sonst gleichen Bedingungen maximal, wenn die Bewegung des geladenen Teilchens senkrecht zu den magnetischen Feldlinien erfolgt.

HINWEIS

Der Betrag der Lorentzkraft hängt von drei Faktoren ab:
1. von der elektrischen Ladung des Teilchens
2. von seiner Geschwindigkeit senkrecht zu den magnetischen Feldlinien
3. vom Betrag der magnetischen Flussdichte

Die magnetische Flussdichte (in der Physik mit B bezeichnet) ist ein Vektor, also eine gerichtete Größe, die in Richtung der magnetischen Feldlinien weist und ein Maß für die Stärke des Magnetfeldes ist. Bei der Bestimmung der Lorentzkraft geht es um die Berechnung eines Vektorproduktes. Die Richtung der Lorentzkraft wird in der Praxis ganz einfach mit Hilfe der Drei-Finger-

Regel der rechten Hand festgestellt. Wenn der Daumen der rechten Hand in Bewegungsrichtung eines positiv geladenen Teilchens zeigt und der zum Daumen senkrecht stehende Zeigefinger in Richtung der magnetischen Flussdichte, dann gibt der abgespreizte Mittelfinger die Richtung der Lorentzkraft auf das positive Teilchen an.

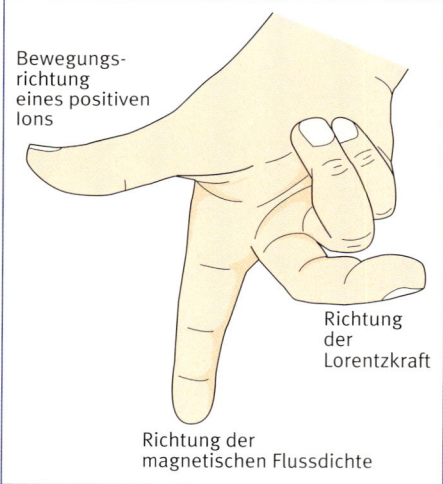

Abb. 17 Die Drei-Finger-Regel der rechten Hand für positive Ionen. Negative Ionen werden im Magnetfeld genau in die entgegen gesetzte Richtung abgelenkt.

In unserem Beispiel soll die magnetische Flussdichte vertikal von oben nach unten weisen. Schaut man nun in Strömungsrichtung des in horizontaler Richtung fließenden Blutes, so werden die positiven Ionen auf den linken Gefäßrand hin abgelenkt. Die negativen

Ionen hingegen erfahren eine Lorentzkraft in entgegen gesetzter Richtung, also auf den rechten Gefäßrand zu. Siehe dazu Abbildung 18.

Ändert die magnetische Flussdichte ihre Richtung, beispielsweise durch Anwendung von wechselpolaren Permanentmagneten, so erfahren die Ionen auf ihrem Weg eine sich ständig ändernde Richtung der Lorentzkraft. Sie pendeln zwischen den Gefäßwänden hin und her und erzeugen dabei im Blut kleine Wirbel. Dabei entsteht Wärme und eine verbesserte Durchblutung, die der Patient durch Kribbeln, Ziehen oder Pochen spüren kann.

> **HINWEIS**
>
> Durch wechselpolare Permanentmagnete erzielen wir eine bessere Durchblutung.

Die Hallspannung

Durch die Trennung der positiven und negativen Ionen entsteht in unserem Fall zwischen dem positiv geladenen linken Gefäßrand und dem negativ geladenen rechten Gefäßrand sehr rasch eine Spannung, die so genannte Hallspannung. Diese ruft ein elektrisches Feld hervor, wir nennen es elektrisches »Ionenfeld«.

Die positiven Ionen erfahren in diesem elektrischen Ionenfeld eine elektrische

Kraft, welche der Lorentzkraft entgegengesetzt gerichtet ist. Sie hält sehr rasch der Lorentzkraft das Gleichgewicht, weshalb die Ionen sich nach einer kurzen Ablenkphase geradlinig in dieselbe Richtung wie ohne Magnetfeld weiter bewegen. Entsprechendes gilt für die negativen Ionen.

HINWEIS

Auch wenn an den Ionen Kräftegleichgewicht zwischen Lorentzkraft und elektrischer Kraft herrscht, wurden sie dennoch aus ihrer ursprünglichen Bahn etwas abgelenkt, so dass die Ionen, die an den Gefäßwänden anliegen, eine Kraft auf die Gefäße ausüben, die zu einer Erweiterung der Blutgefäße führt. Dieser Effekt und die daraus resultierende bessere Durchblutung wurden in verschiedenen wissenschaftlichen Studien nachgewiesen.

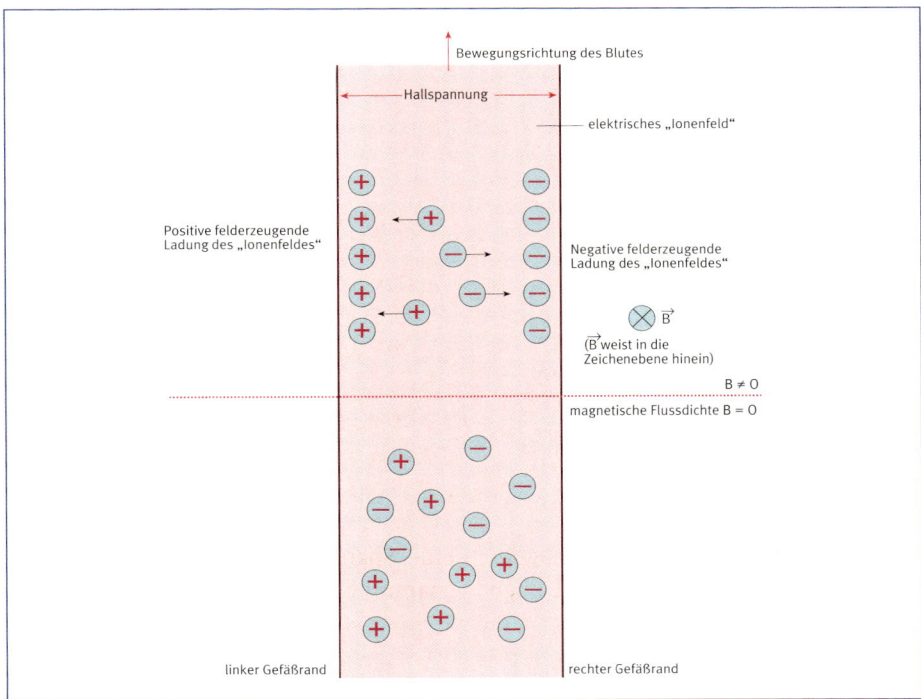

Abb. 18: Die Entstehung der Hallspannung und somit des elektrischen »Ionenfeldes«. (Die Pfeile geben die Richtung der Lorentzkraft auf positive bzw. negative Ionen an.)

Die Hallspannung ist der magnetischen Flussdichte proportional. Dies gilt also auch für die elektrische Feldstärke E des »Ionenfeldes«, welches überall dort in den Adern vorhanden ist, wo sich das Magnetfeld befindet.

Auflösung der Verklumpung der Erythrozyten

Es wurde durch ausführliche Berechnungen von Dipl.-Physiker Rainer Holzschuh bewiesen, dass bei starkem Verklumpungsgrad der Erythrozyten etwa nur ein Drittel der Sauerstoffmenge aufgenommen wird. Nach der Auflösung der Verklumpungen kann die von den Erythrozyten in der Lunge aufgenommene Sauerstoffmenge auf das ca. dreifache gesteigert werden. Daran wird klar, wie wichtig die Entklumpung der Erythrozyten für unsere Gesundheit ist.

Im Folgenden werden drei Mechanismen beschrieben, die gleichzeitig und unabhängig von einander ablaufen. Sie

HINWEIS

Im Magnetfeld werden drei Arten von Abstoßungskräften zwischen den Erythrozyten beobachtet
- Abstoßungskräfte durch gleichnamige elektrische Ladungen
- Zusätzliche Abstoßungskräfte durch Wasserdipole
- Zusätzliche Abstoßungskräfte durch gleichnamige Pole

treten nur in einem Magnetfeld auf und unterstützen sich gegenseitig bei der Trennung verklumpter Erythrozyten.

Abstoßungskräfte durch gleichnamige elektrische Ladungen

Da alle bewegten Ladungen in einem Magnetfeld eine Lorentzkraft erfahren, erfolgt beim Eintritt eines elektrisch neutralen Erythrozyts in ein Magnetfeld eine Verschiebung der Ladungsschwerpunkte der Elektronen innerhalb der Atome. Die Schwerpunkte von positiven und negativen Ladungen der Atome fallen dann nicht mehr zusammen. Weist die magnetische Flussdichte wieder in die Zeichenebene hinein, so wird der Schwerpunkt der Elektronen auf den rechten Gefäßrand zu verschoben. Die positiven Atomkerne verbleiben an ihren Plätzen. In den Erythrozyten werden stellvertretend für viele Atome jeweils nur vier eingezeichnet. Im Inneren der Erythrozyten neutralisieren sich benachbarte ungleichnamige elektrische Ladungen, weshalb diese in der Abbildung 19 eingeklammert sind. An den Rändern der verklumpten Erythrozyten liegen bei allen Erythrozyten am linken Rand positive Ladungen +Q, am rechten Rand negative Ladungen -Q vor. Also liegen jetzt am rechten und am linken Gefäßrand gleichnamige elektrische Ladungen nebeneinander, die sich dann abstoßen. So werden die verklumpten Erythrozyten im Magnetfeld der Reihe nach getrennt. Die Abstoßungskräfte sind durch Pfeile dargestellt.

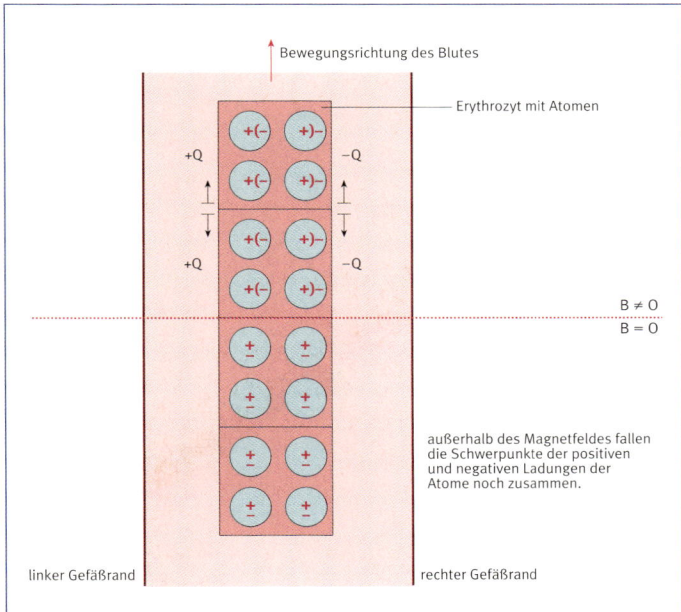

Bewegungsrichtung des Blutes

Erythrozyt mit Atomen

+Q   −Q

+Q   −Q

B ≠ 0
B = 0

außerhalb des Magnetfeldes fallen
die Schwerpunkte der positiven
und negativen Ladungen der
Atome noch zusammen.

linker Gefäßrand   rechter Gefäßrand

Abb. 19: Verklumpte Erythrozyten beim Eintritt in das Magnetfeld. (Wir sehen eine Verschiebung der Ladungsschwerpunkte im Magnetfeld.)

Diese Ausführungen zeigen, dass in einem hinreichend starken magnetischen Erdfeld die Ladungen auf den Rändern der Erythrozyten dafür sorgen, dass diese sich abstoßen und folglich gar nicht erst verklumpen. Bei fehlendem oder zu schwachem magnetischen Erdfeld hingegen sind diese Oberflächenladungen nicht vorhanden oder vernachlässigbar, so dass Verklumpungen auftreten können.

HINWEIS

Gleichnamige Ladungen stoßen sich ab, so dass die Erythrozyten in einem hinreichend starken Magnetfeld nicht verklumpen können.

Die Verklumpungen können also beseitigt werden, indem man den menschlichen Körper einem hinreichend starken Magnetfeld aussetzt. Dies gilt insbesondere dann, wenn eine Person durch das Magnetfeld-Mangel-Syndrom zu einer verstärkten Verklumpung der Erythrozyten neigt.

Ändert die magnetische Flussdichte ihre Richtung, so vertauschen die Oberflächenladungen ihre Lage. Dann liegen alle negativen Oberflächenladungen links, alle positiven rechts. Die Abstoßungskräfte zwischen den verklumpten Erythrozyten bleiben dabei erhalten.

Zusätzliche Abstoßungskräfte durch Wasserdipole

Zusätzlich spielt sich aber noch ein anderer physikalischer Vorgang im Magnetfeld ab. Die in den Erythrozyten eingelagerten Wassermoleküle stellen elektrische Dipole dar. Die positiven und negativen Dipolladungen erfahren in einem Magnetfeld Lorentzkräfte, die wie bereits beschrieben in entgegengesetzter Richtung wirken. Dadurch werden die Dipole gedreht. Sie lagern sich wie Kettenglieder aneinander. Auch hier neutralisieren sich die benachbarten ungleichnamigen elektrischen Ladungen im Inneren der Erythrozyten, weshalb sie in der Abbildung 20 eingeklammert sind. An den Rändern verbleiben jedoch wirksame Oberflächenladungen. Dabei liegen am linken und am rechten Rand wieder gleichnamige Ladungen nebeneinander, welche sich abstoßen. Die Abstoßungskräfte, die bei der Verschiebung der Elektronen innerhalb der Atome auftreten, werden dadurch noch verstärkt. Diese zusätzlichen Abstoßungskräfte sind durch die eingezeichneten Pfeile gekennzeichnet.

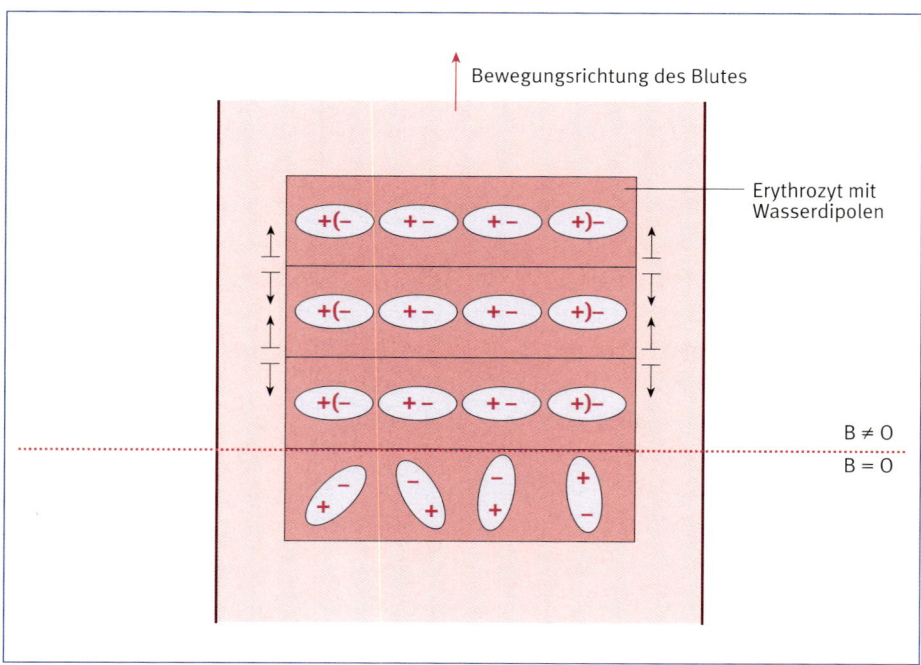

Abb. 20: Anordnung von Wasserdipolen in den verklumpten Erythrozyten. (Im unteren Teil ohne Magnetfeld, im oberen Teil mit Magnetfeld).

Zusätzliche Abstoßungskräfte durch gleichnamige Pole

Zu den beiden beschriebenen Mechanismen zur Trennung verklumpter Erythrozyten kommt noch ein weiterer hinzu. Befinden sich identische Erythrozyten in einem Magnetfeld, werden sie auch identisch magnetisiert. Das heißt, sie werden beispielsweise beide in Richtung der magnetischen Fluss-dichte magnetisiert. Man erhält dann an den oben liegenden Flächen der verklumpten Erythrozyten beispielsweise je einen Nordpol, an den unten liegenden Flächen je einen Südpol. Es liegen so jeweils gleichnamige Pole nebeneinander. Dies bedeutet Abstoßung und damit Trennung der verklumpten Erythrozyten, vgl. Abbildung 21.

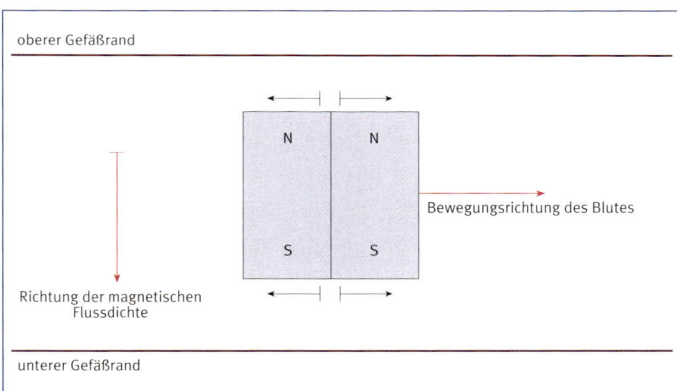

Abb. 21: Zwei verklumpte Erythrozyten werden im Magnetfeld identisch magnetisiert und stoßen sich ab.

oberer Gefäßrand

N   N

Bewegungsrichtung des Blutes

S   S

Richtung der magnetischen Flussdichte

unterer Gefäßrand

Die Bedeutung der Magnetfeld-Therapie

Bisher wurde der physikalische Mechanismus beschrieben, wie man durch ein Magnetfeld das Thrombose- und Infarktrisiko verringern kann. Es ist aber auch wichtig zu wissen, dass in der Lunge nach der Trennung der verklumpten Erythrozyten wesentlich mehr Sauerstoff aufgenommen werden kann, der dann zu den Organen transportiert wird.

HINWEIS

Die optimale Sauerstoffversorgung der Zelle ist Voraussetzung für einen gesunden Organismus und somit einer der wichtigsten Effekte des Magnetfeldes.

Aufbau der Zelle

Jede Zelle besteht aus einem Zellkern, welcher die DNA enthält und Steuerungsorgan für jeglichen Austausch der Zelle mit ihrer Umgebung ist. Der Kern ist in das Zytoplasma eingebettet, das wiederum, je nach Organzugehörigkeit, in unterschiedlichen Viskositäten vorkommt. Ebenfalls im Zytoplasma befinden sich die Mitochondrien. Das sind die Kraftwerke der Zelle, in denen durch Oxydation von Eiweißen, Kohlenhydraten und Fettsäuren Energie bereitgestellt wird. Dazu ist Sauerstoff nötig, der durch das Hämoglobin der Erythrozyten zu den Zellen transportiert wird.

Nach außen hin wird die Zelle durch die Zellmembran abgeschlossen. Dies ist besonders wichtig, da sich der Innenbereich der Zelle und deren Außenbereich grundlegend unterscheiden. Die Zellmembran muss ein Eindringen der Flüssigkeit aus der Zellumgebung verhindern, aber einen Austausch von Nährstoffen und Salzen zulassen. Diese Aufgaben übernehmen die Natrium-Kalium-Ionenpumpen, die sich in der Zellmembran befinden. Bei jedem Zyklus werden drei Na-Ionen aus der Zelle und zwei K-Ionen in die Zelle gepumpt. Der Außenbereich nimmt dadurch positives, der Innenbereich der Zelle negatives Potenzial an, im Mittel −90 mV. Die Energie zur Aufrechterhaltung dieser Spannung bezieht die Zelle aus den Mitochondrien. Allein für die Aufrecht-

erhaltung der Zellspannung muss die Zelle weit mehr als die Hälfte der in den Mitochondrien bereitgestellten Energie aufwenden.

Das Aufquellen der Zelle

In einem zu schwachen Magnetfeld gelangt nicht genügend Sauerstoff zu den Mitochondrien. Somit kann der Energiebedarf für die Pumpleistung der Ionenpumpen nicht bereitgestellt werden und die Zellspannung sinkt. Dadurch steigt im Inneren der Zelle die Konzentration der Ionen. Ein Eindringen von Wasser aus der Zwischenflüssigkeit in den Innenraum der Zelle wird nun unvermeidbar, was zu einer Volumenvergrößerung der Zelle führt.

> **HINWEIS**
>
> Eine Verbesserung der Sauerstoffabgabe an die Zellen macht die Volumenvergrößerung der Zellen rückgängig.

Die Volumenvergrößerung bewirkt eine Verengung der Kapillaren. Dies wiederum hat einen reduzierten Blutstrom zur Folge. Durch diesen Teufelskreis wird die Unterversorgung mit Sauerstoff noch weiter verstärkt. Außerdem sinkt die Fließgeschwindigkeit des Blutes, wodurch Erythrozyten und Thrombozyten verstärkt zu Verklumpungen neigen.

Durch ein hinreichend starkes Magnetfeld können ganze Kapillarsysteme geöffnet werden. Der Blutfluss und die Sauerstoffversorgung des Gewebes werden somit verbessert. Grundlegende Arbeiten zu diesem sauerstoffgesteuerten Schaltmechanismus der Kapillaren führte Manfred v. Ardenne durch [3], [4], [5].

Optimierte Sauerstoffabgabe an die Zelle

Es reicht nicht aus, dass in der Lunge viel Sauerstoff aufgenommen und zu den Zellen transportiert wird. Wichtig ist auch, dass dieser Sauerstoff optimal an das Gewebe abgegeben wird.

Wie kann dies erreicht werden? Stemme [2] nimmt im Rahmen einer sehr umfangreichen Theorie von einem verallgemeinerten Erythrozyten-Modell an, dass Erythrozyten von 0 % bis 100 % mit Sauerstoff beladen sein können. Er geht dabei von nicht verklumpten Erythrozyten aus. Die Erythrozyten wollen nach einem in der Natur allgemeingültigen Prinzip in den Zustand niedrigster Energie übergehen. Dies wäre der Fall, wenn die Erythrozyten den angelagerten Sauerstoff völlig an das Gewebe abgeben würden, was jedoch nicht möglich ist. Stemme kommt zu dem Ergebnis, dass ohne Magnetfeld nur 24 % des in den Erythrozyten angelagerten Sauerstoffs an das Gewebe abgegeben werden können. In einem Magnetfeld mit einer magnetischen Flussdichte von 120 Gauss können ca. 56 % des angelagerten

Sauerstoffs abgegeben werden. Das bedeutet, dass das Gewebe im Magnetfeld mit der 2,5-fachen Sauerstoffmenge versorgt werden kann.

Die Magnetfeldbehandlung setzt bei der optimierten Sauerstoffabgabe an die Zelle an. Entscheidend ist, dass mit Hilfe eines Magnetfeldes eine Verbesserung des Sauerstoffangebots in einem unterversorgten Gebiet erreicht wird. Dann wird das Aufquellen der Zellen in den Kapillarwänden rückgängig gemacht, die Kapillaren werden für den Blutstrom weiter geöffnet, was zu einer stark verbesserten Durchblutung und damit auch zu einer optimalen Sauerstoffversorgung des Gewebebereichs führt, der sich im Magnetfeld befindet.

Sorgt man also dafür, dass eine verletzte Körperstelle wie beispielsweise eine Wunde, ein Knochenbruch, eine Verbrennung oder eine Schmerzstelle einem hinreichend starken Magnetfeld ausgesetzt wird, wird dort eine optimale Sauerstoffabgabe an das geschädigte Gewebe gewährleistet. Besonders an diesen Stellen besteht ein erhöhter Energie- und Sauerstoffbedarf, um die Strukturen wieder herzustellen.

Durch eine gesteigerte Blutzirkulation werden Schlacken und Giftstoffe von der geschädigten und schmerzenden Stelle rascher abtransportiert, was eine deutliche Schmerzlinderung zur Folge hat.

Gleichzeitig werden vermehrt weiße Blutkörperchen an die kranke Stelle befördert, was entzündungshemmend wirkt.

Nach Stemme sind Magnetfelder mit magnetischen Flussdichten zwischen 100 G und 200 G an der zu behandelnden Stelle ausreichend. Stärkere Magnetfelder bringen, verglichen mit dem technischen Aufwand, kaum größere Effizienz. Da die magnetische Flussdichte jedoch mit der Entfernung von den Polen stark abnimmt, muss sie an den Polen entsprechend hoch sein, damit die verletzte Stelle ausreichend versorgt wird. Es muss also eine zufriedenstellende Eindringtiefe in das Gewebe gewährleistet sein.

Sauerstoffaufnahme in der Lunge

Es ist wichtig, dass man zuerst eine optimale Sauerstoffbeladung der Erythrozyten in der Lunge und danach eine bestmögliche Sauerstoffabgabe an das Gewebe erreicht. Nach Auflösung der verklumpten Erythrozyten ist die wichtigste Voraussetzung für eine optimale Sauerstoffaufnahme in der Lunge durch das Hämoglobin geschaffen. Damit ist aber noch nicht gewährleistet, dass die unverklumpten Erythrozyten in der Lunge auch tatsächlich mit der maximal möglichen Sauerstoffmenge beladen werden. Für eine **optimale Sauerstoffbeladung** muss nach den bisherigen Ausführungen vermieden werden, dass größere Bereiche der Lunge einem zusätzlichen Magnetfeld ausgesetzt werden, da in einem Magnetfeld bevorzugt Sauerstoff abgegeben wird. Nur wenn die Lunge keinem nennenswert starken zusätzlichen Magnetfeld ausgesetzt ist, kann in den Alveolen (Lungenbläschen) die maximale Beladung der Erythrozyten von 97 % erreicht werden.

Ein zusätzliches ausgedehntes Magnetfeld im Lungenbereich und das Fehlen eines Magnetfeldes im Bereich des erkrankten Gewebes würde zwangsläufig dessen Unterversorgung bedeuten, da von dem wenigen in der Lunge aufgenommenen Sauerstoff auch nur ein geringer Prozentsatz an das geschädigte Gewebe abgegeben werden könnte. Dies wird im folgenden Kapitel nochmals deutlich.

Der »Magnetschalter«

Begründet wurde die optimale Be- und Entladung des Hämoglobinmoleküls mit Sauerstoff von Perutz [6]. Nach Perutz gibt es zwei verschiedene Strukturen des Hämoglobinmoleküls, eine für den desoxygenierten Zustand (nach Sauerstoff-Abgabe), die so genannte T-Struktur, und eine für den oxygenierten Zustand (mit Sauerstoff beladen), die so genannte R-Struktur. Die Tatsache, dass Hämoglobin in zwei verschiedenen Strukturen vorkommt, hat bereits Linus Pauling anhand von Röntgenstrukturanalysen festgestellt.

Stemme [2] beschreibt einen möglichen Mechanismus für einen durch ein Magnetfeld ausgelösten Übergang der oxygenierten R-Struktur in die desoxygenierte T-Struktur. Diese Überlegungen sind in Abbildung 22 dargestellt und sollen im Folgenden vereinfacht dargelegt werden.

Das Hämoglobinmolekül besteht aus vier gleichen Globinmolekülen mit jeweils einer höhlenartigen Vertiefung, in der sich je eine Hämgruppe befindet. Die Hämgruppe besteht aus einem zentralen Eisenatom und einem Ring aus Porphyrin. Der Porphyrinring liegt um das Eisenatom herum, aber nicht ganz so tief in der Höhle wie das Eisenatom,

wenn an diesem Sauerstoff angelagert ist.

Da Eisen paramagnetisch und Porphyrin diamagnetisch ist, werden sie in einem äußeren Magnetfeld entgegengesetzt magnetisiert. Deshalb liegen sich im Magnetfeld am Eisen und am Porphyrin gleichnamige Magnetpole gegenüber. Die Folge ist, dass der Porphyrinring zum »Höhleneingang« hin abgestoßen wird. Er nimmt bei seiner Bewegung den am Eisen angelagerten Sauerstoff mit. Der Mechanismus funktioniert also wie ein »Magnetschalter«, vgl. Abb. 22 (durch die eingezeichneten Federchen werden Kräfte dargestellt).

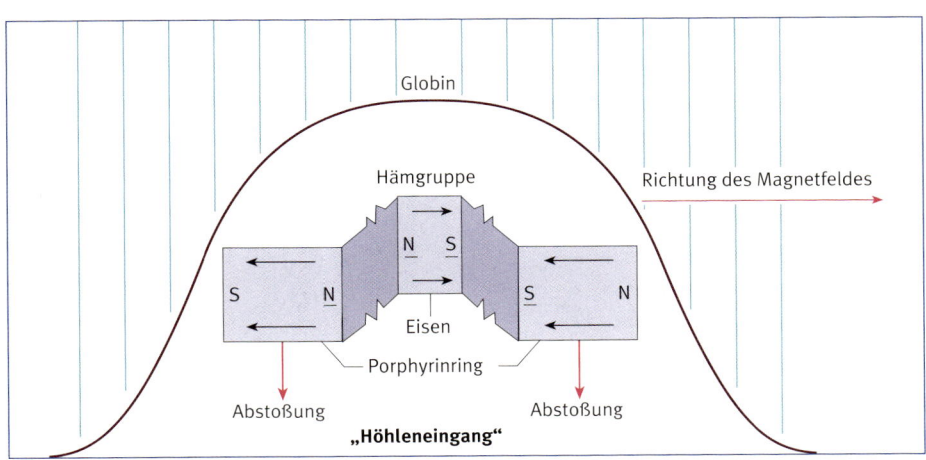

Abb. 22: Abstoßungskräfte im Magnetfeld zwischen Eisen und Porphyrin. (Das Hämoglobinmolekül geht von der R-Struktur in die T-Struktur über. Stemme [2]).

HINWEIS

Wird ein bestimmter Körperbereich einem zusätzlichen Magnetfeld ausgesetzt, erhält das mit Sauerstoff beladene Hämoglobin den Befehl, den Sauerstoff bevorzugt in diesem Bereich abzugeben. Man kann dies für größere Bereiche durch die Magnetfeld-Matte von Magnetics effect* erreichen, für kleinere Bereiche durch Bandagen mit eingearbeiteten Magneten oder durch Magnetpflaster.

Hat das Erythrozyt das Magnetfeld verlassen, verschwindet die Magnetisierung von Eisen und Porphyrin wieder. Wenn beim nächsten Durchgang durch die Lunge Sauerstoff an das Eisenatom angelagert wird, drückt das Sauerstoffmolekül den Porphyrinring aufgrund von Bindungskräften wieder in die »Höhle« zurück. Dieses Zurückdrücken wäre bei Vorhandensein eines zusätzlichen Magnetfeldes in der Lunge wegen der magnetischen Abstoßungskräfte unmöglich.

Nach diesen Darlegungen ist es leicht einzusehen, dass ein zusätzliches Magnetfeld im Lungenbereich kontraproduktiv ist, da das Hämoglobinmolekül die Lunge oxygeniert, also mit Sauerstoff beladen verlassen soll. Bei jedem Durchgang durch das Magnetfeld in der Peripherie wird durch den »Magnetschalter« erneut der Befehl zur Abgabe des Sauerstoffs an die Zellen gegeben.

FAZIT

Für eine optimale Beladung des Blutes mit Sauerstoff müssen verklumpte Erythrozyten zunächst durch Magnetfelder getrennt werden.
Um große Sauerstoffmengen, die zur Gesunderhaltung des Körpers nötig sind, gleichmäßig an den Organismus abzugeben, muss der Körper mit Ausnahme der Lunge, einem Magnetfeld ausgesetzt werden, welches das Erdmagnetfeld verstärkt. Um diesen positiven Ganzkörper-Effekt zu erzielen, eignet sich die Magnetfeld-Matte Magnetics effect*.
Sind im Körper erkrankte Bereiche vorhanden, muss man speziell an diesen Stellen Magnetfelder wirken lassen, damit das Hämoglobin dort besonders viel Sauerstoff abgibt. Dies erreicht man durch das Aufkleben von geeigneten Magnetpflastern.

Behandlung von Schmerzen

In diesem Kapitel wird anhand von vielen Fällen aus der Praxis gezeigt, wie die Schmerzen sämtlicher Gelenke von Kopf bis Fuß behandeln werden können. Oberstes Ziel der Behandlung ist immer möglichst schnell Schmerzfreiheit zu erzielen, um chronische Schmerzen zu verhindern.

PRAXIS:
Surf-Profi Alberto Menegatti wollte vor dem Worldcup 2008 in Fuerteventura schon heimfliegen, weil er starke Schmerzen im Sprunggelenk hatte. Nach drei Behandlungen war er komplett schmerzfrei. Er hat mir gesagt, dass er sich noch nie so schnell von einer Verletzung erholt hat wie nach meiner Behandlung.

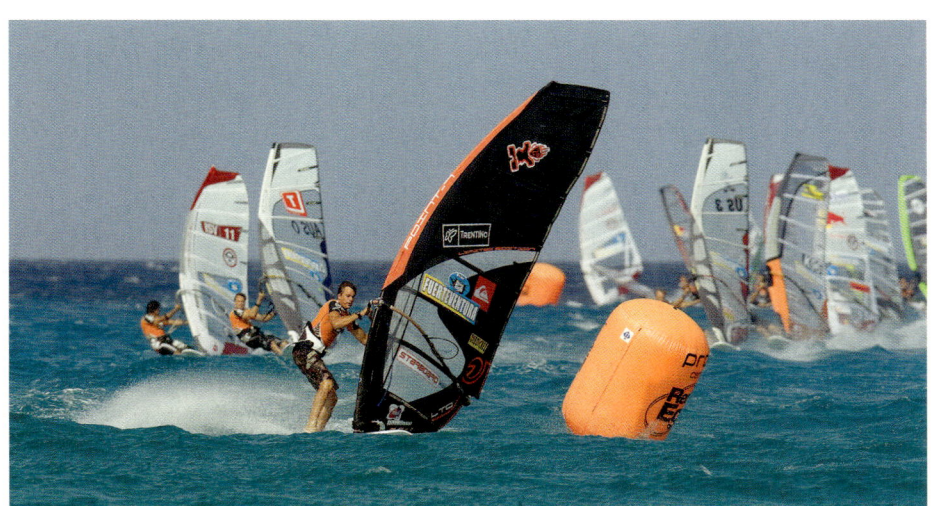

Abb. 23: Alberto Menegatti, Weltmeister Formula Junioren 2004.

Beine

Die Behandlung der Beine ist extrem wichtig, denn bei Schmerzen und Verletzungen der Beingelenke nimmt der Patient sofort eine Schonhaltung ein. Oft läuft er dadurch einseitig, um dem Schmerz auszuweichen. Viele Menschen haben auch eine Beinlängen-Differenz von der sie noch gar nichts wissen. Durch Schonhaltungen oder unterschiedliche Beinlängen ergeben sich Verdrehungen der Beckenknochen und somit Blockaden, die sich dann auf die ganze Wirbelsäule auswirken.

Sprunggelenk

Das Sprunggelenk besteht aus dem oberen und dem unteren Sprunggelenk. Bei Verletzungen müssen sämtliche beteiligte Knochen sowie Mittelfußknochen und Zehen deblockiert werden. Danach werden zusätzlich die verletzten Muskeln und Bänder behandelt. Verletzungen vom Sprunggelenk sind eine der häufigsten Sport-Verletzungen vor allem beim Freestyle-Windsurfen. Wenn das Gelenk nicht optimal behandelt wird, dauert die Regeneration sehr lange und die Saison ist gelaufen.

PRAXIS:

Ein ganz spezieller Fall war Jonas Ceballos, Top 3 der aktuellen Weltrangliste 2008 im Worldcup Wave. Er springt mit Abstand die höchsten Loops, teilweise bis zu 16 Meter hoch. Er hat eine extrem gute Technik, sonst könnte er solche Sprünge nie landen. Es ist jedoch klar, dass Landungen aus dieser Höhe das Sprunggelenk belasten. Als er in meine Behandlung kam, hatte er schon seit Monaten starke Schmerzen.

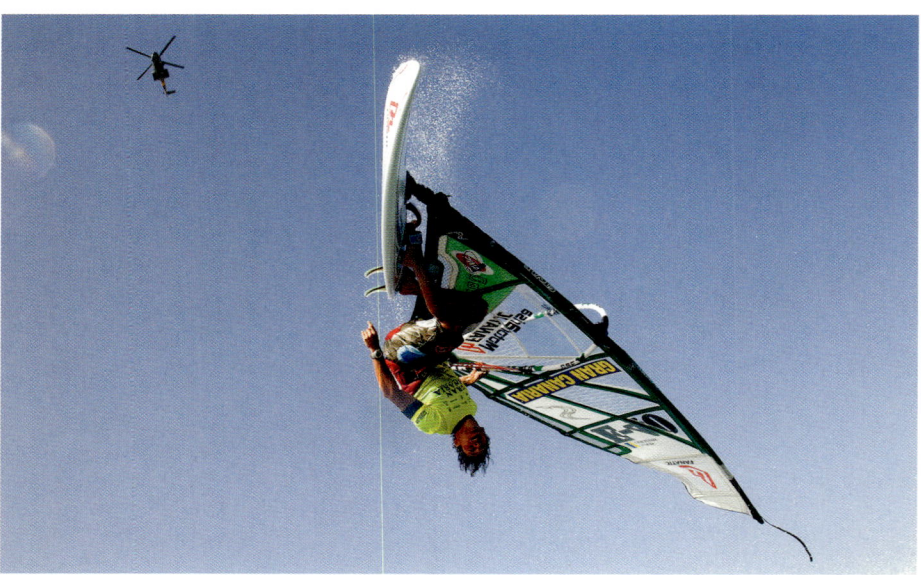

Abb. 24: Jonas Ceballos, Top 3 Worldcup Wave 2008.

Das Sprunggelenk und die Fußknochen waren blockiert. Nach der Lösung der Blockaden, habe ich die Muskulatur gelockert und mit Magnetpflastern nachbehandelt. Drei Tage später habe ich ihn noch einmal kurz vor dem Wettkampf behandelt. Ich war mir nicht sicher, ob meine Behandlung Erfolg haben würde, weil er dieser Dauerbelastung beim Springen ausgesetzt war. Aber die Schmerzen wurden weniger und heute hat er gar keine Probleme mehr.

PRAXIS:

Ein österreichischer Worldcup Windsurfer verdrehte sich beim Freestyle-Training das Sprunggelenk. Der Orthopäde hat ihm das Gelenk eingegipst. Der Gips sollte erst nach zehn Tagen abgenommen werden. Sein Trainer und seine Eltern baten mich um eine Behandlung. Als ich den Gips sah, musste ich lachen: »Keine Chance, da kann ich nichts machen, wenn der Gips dran ist.« Der Junge hat den Gips abnehmen lassen und, wie ich ihm empfohlen hatte, mit Eis behandelt. Über Nacht klebte er außerdem Magnetpflaster auf. Am nächsten Tag kam er mit Krücken zur Behandlung. Ich machte einen energetischen Ausgleich über die Meridiane, habe dann das Gelenk gerichtet, die Muskulatur mit dem Relaxer gelöst und die Magnete wieder aufgeklebt. Die Schmerzen beim Bewegen des Fußes waren sofort weniger. Er hat meine Praxis fast schmerzfrei verlassen und dabei sogar seine Krücken vergessen. Am nächsten Tag konnte er wieder surfen, ohne Schmerzen, außer beim Springen. Trotzdem hat er gleich wieder Frontloops trainiert. Ich habe es selbst kaum geglaubt.

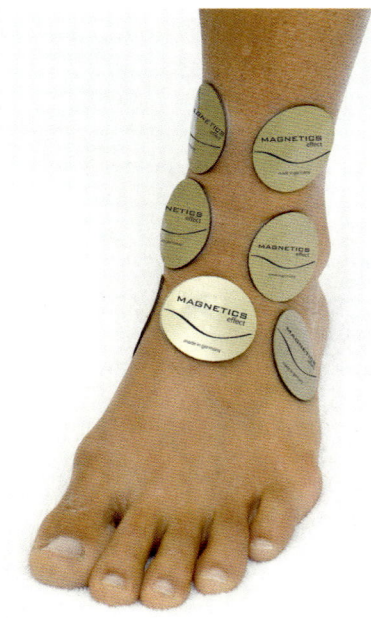

Abb. 25: Magnete bei Verletzung vom Sprunggelenk.

HINWEIS

Ich kann nur raten ein Gelenk niemals einzugipsen. Danach ist die Saison gelaufen. Durch passive Ruhigstellung kann keine Heilung erzielt werden, sondern nur durch aktive Behandlung.

PRAXIS:

Zwei Tage vor dem Weltcup 2008 hat sich Goilito Estredo beim Training das Sprunggelenk so verletzt, dass er nicht mehr laufen konnte und von drei Personen getragen werden musste. Zuerst habe ich sein Sprunggelenk deblockiert und mit dem Relaxer die Muskulatur gelockert. Zur Nachbehandlung habe ich Medi-Tape und Magnete über Nacht aufgeklebt. Auch an den nächsten Tagen habe ich ihn weiterbehandelt. Die Verbesserung war unglaublich, aber keiner außer mir hat daran geglaubt, dass er bis zum Wettkampf wieder surfen kann. Am ersten Wettkampf-Tag wurde er Zweiter, am vierten Tag Erster. Dadurch hat er sich bei diesem Event seinen Weltmeistertitel für 2008 gesichert.

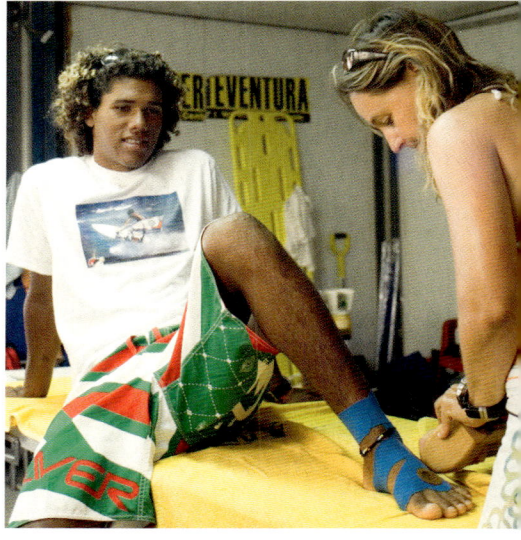

Abb. 26: Gollito Estredo, Behandlung beim Worldcup 2008, Fuerteventura.

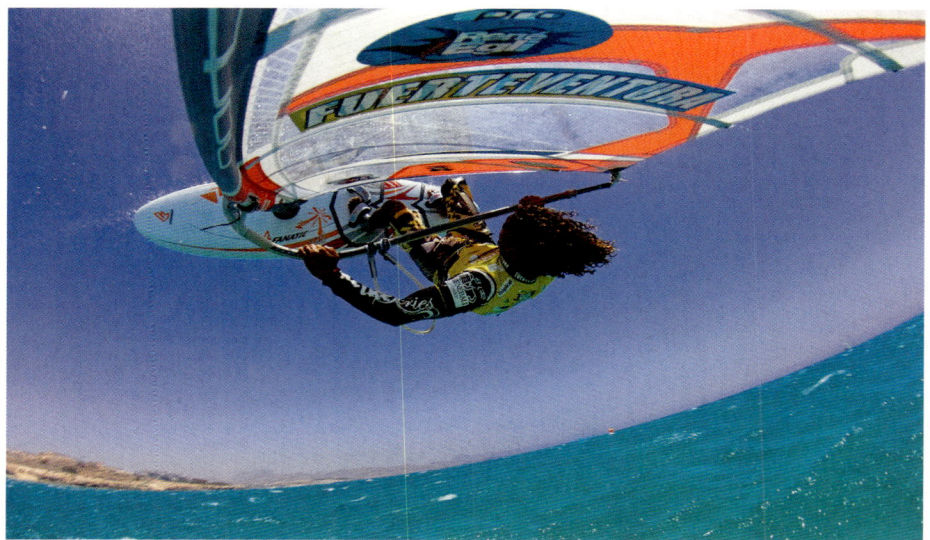

Abb. 27: Gollito Estredo, Weltmeister Freestyle 2006 und 2008.

Achillessehne

Die Achillessehne ist die stärkste Sehne des Menschen. Sie ist die Endsehne des dreiköpfigen Wadenmuskels und setzt am Fersenbein an. Verletzungen der Achillessehne hängen oft mit Blockaden im Sprunggelenk zusammen. Außerdem ist meistens auch die Wadenmuskulatur betroffen, so dass sie auf jeden Fall behandelt werden muss. Verhärtungen müssen ausmassiert und mit Magnetfeld nachbehandelt werden. Wenn die Wadenmuskulatur nicht behandelt wird, kann die Achillessehne reißen.

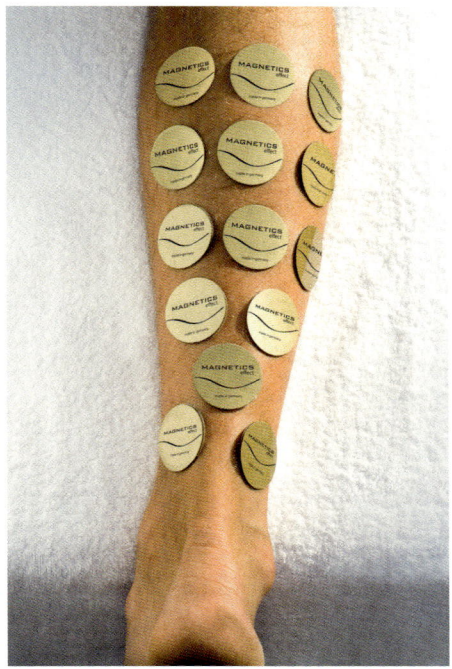

Abb. 28: Magnetfeld zur Vorbeugung von Achillessehnen-Abriss.

PRAXIS:
Im Sommer 2006 habe ich einen deutschen Schauspieler behandelt, der alle seine Actionszenen selbst dreht. Dabei kam es zu diversen Verletzungen der Wirbelsäule. Bei einem Body-Check kann ich durch die Suche nach den Schmerzpunkten viele Probleme schon im Vorfeld prognostizieren, von denen der Patient noch nichts ahnt. Aufgrund der extrem schmerzhaften Wadenmuskulatur habe ich dem Patient geraten, sich auch in Deutschland weiter behandeln zu lassen, um Problemen mit der Achillessehne vorzubeugen. Diese Empfehlung hat er nicht ernst genommen. Deshalb ist leider drei Monate später seine Achillessehne doch gerissen. In der Folge musste er zweimal operiert werden, denn bei Achillessehnen-Abriss, bleibt leider nichts anderes mehr übrig.

Knie

Es sind oft alte Verletzungen der Tiefenmuskulatur rund um das Gelenk, die Knieschmerzen auslösen, vor allem wenn diese falsch oder gar nicht behandelt werden. Deshalb muss die vordere und hintere Oberschenkel- und die Wadenmuskulatur sorgfältig untersucht werden, um die Ursachen zu lokalisieren.

Wenn ich Patienten mit Knieschmerzen behandle, fange ich immer mit dem

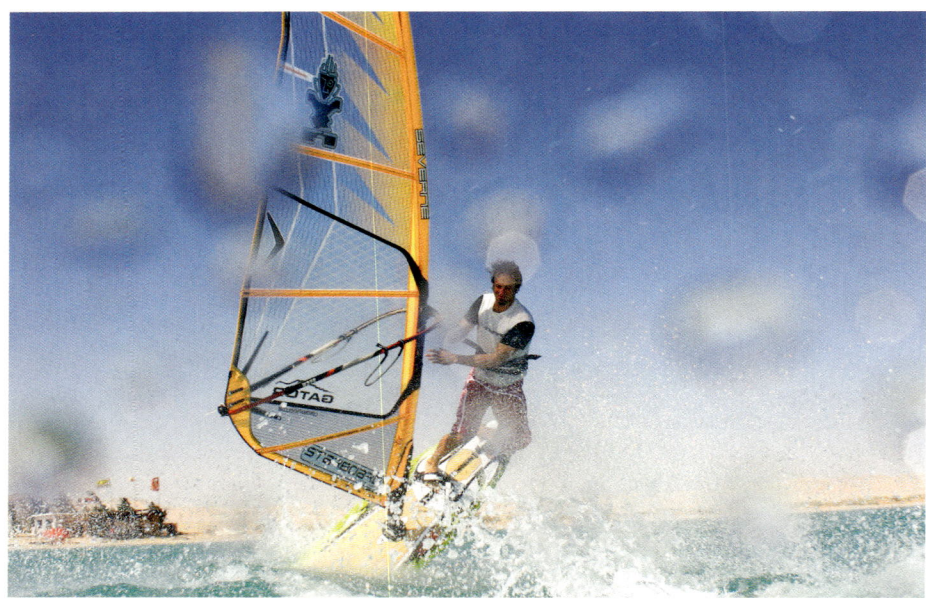

Abb. 29: Chris Pressler, österreichischer Worldcup-Slalomfahrer

Knie an, das am meisten schmerzt. Danach ist es oft so, dass dieses Knie dann weniger schmerzt als das andere. Ich behandle dann natürlich auch das zweite Knie, aber für den Patient und für sein Vertrauen in meine Behandlung ist das ein wichtiger Moment.

PRAXIS:
Chris Pressler, österreichischer Worldcup-Slalomfahrer, kam vor zwei Jahren für einen Wirbelsäulen-Check in meine Behandlung. Seit der Korrektur der Körperstatik sind auch seine Knieprobleme behoben. Seither hatte er nie wieder Schmerzen, trotz starker Belastung beim Sport.

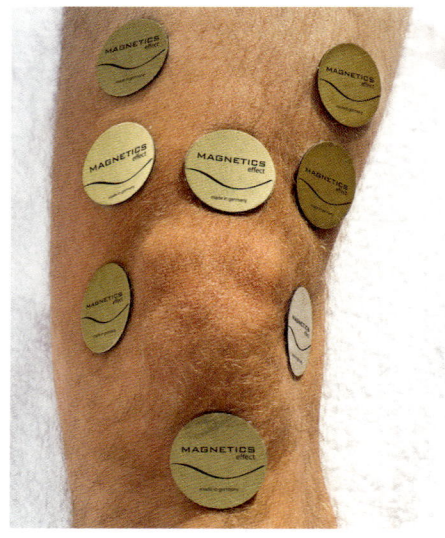

Abb. 31: Magnete bei Knieschmerzen.

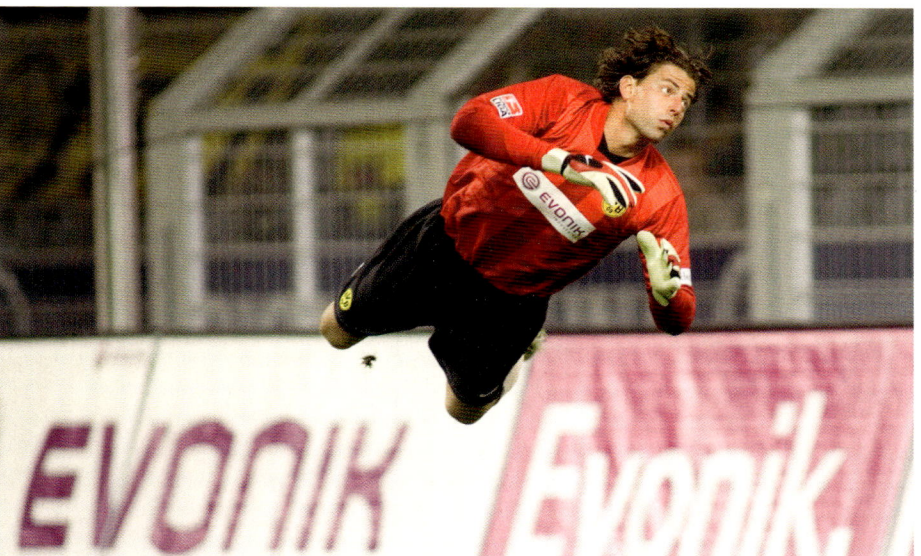

Abb. 30: Roman Weidenfeller, Torwart Bundesliga, Torwart des Jahres 2007.

An diesem Beispiel wird deutlich, wie wichtig es ist, den gesamten Körper ins Gleichgewicht zu bringen und die Behandlung nicht nur auf das Knie zu beschränken.

PRAXIS:
Auch Roman Weidenfeller, Torwart in der Bundesliga beim BVB, klagte immer wieder über Knieprobleme. Bei ihm habe ich zuerst die Körperstatik korrigiert und darüber hinaus verstärkt die Oberschenkelmuskulatur behandelt. Die Nachbehandlung durch Magnetpflaster hat er in Deutschland weitergeführt. Er ist seitdem beschwerdefrei.

Solche Erfolge machen Spaß, aber manchmal kommen wir auch an die Grenzen unserer Möglichkeiten, wie im nachfolgenden Beispiel.

PRAXIS:
Bei einem meiner besten Freunde, Dr. Daniel Müller, konnte ich leider nicht helfen. Er hat sich bei einem Skiunfall abseits der Piste die Bänder abgerissen, so dass das Knie instabil war. Außerdem hatte sich ein Knochensplitter gelöst, der bei Bewegung den Knorpel abnutzen würde und schmerzhaft war. In so einem Fall rate ich zu einer Operation, um Langzeitschäden und Einschränkungen beim Sport und bei der Arbeit vorzubeugen.

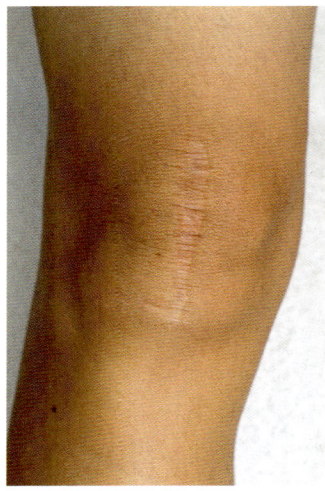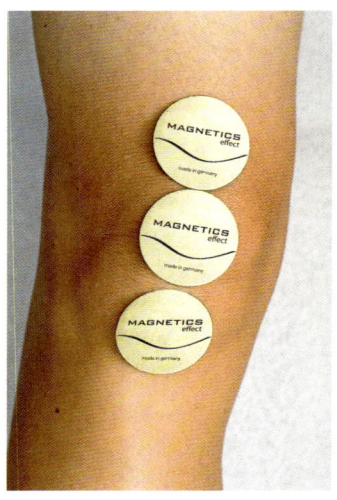

Abb. 32a, b: Magnete nach einer Knie-Operation.

Wichtig ist allerdings die Nachbehandlung einer Operation durch Magnetfeld-Therapie. Die Narben und das umliegende Gewebe müssen durch Aufkleben von Magnetpflastern behandelt werden, um den Heilungsprozess zu beschleunigen. Die Rehabilitation läuft dann meistens ohne Komplikationen ab.

Hüfte

Oft kommen Patienten zu mir, die über Hüftschmerzen klagen. Bei meiner Behandlung stelle ich dann aber meistens fest, dass es sich in 90 % der Fälle gar nicht um ein Hüftproblem handelt, sondern um eine Beckenverdrehung mit schmerzhafter Gesäßmuskulatur, vgl. dazu Kapitel »Becken«.

Viele Hüften werden operiert, weil die Patienten dort Schmerzen angeben und im Röntgenbild Abnutzungserscheinungen zu erkennen sind. In Wirklichkeit haben die meisten aber ein ganz anderes Problem, das von der Schulmedizin verkannt wird. Die Muskulatur ist nämlich der Auslöser für den Schmerz. Diese Patienten haben nach der Hüft-Operation natürlich immer noch Schmerzen, da das ursprüngliche Problem immer noch besteht.

Wenn der Patient tatsächlich eine Hüft-Subluxation hat (der Hüftkopf sitzt nicht richtig in der Hüftpfanne), gibt es eine sehr einfache Übung, die er zu Hause durchführen kann. Im Liegen winkelt er sein Bein an und stellt den Fuß auf. Anschließend drückt er mit dem Handballen auf den Hüftkopf (Trochanter),

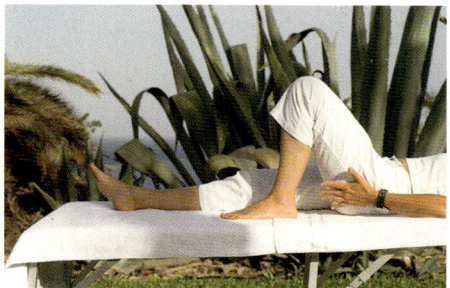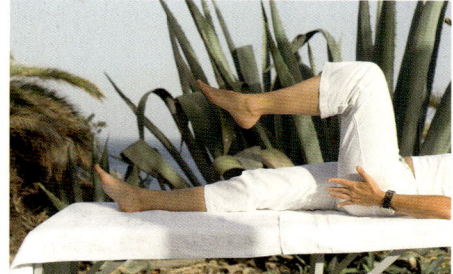

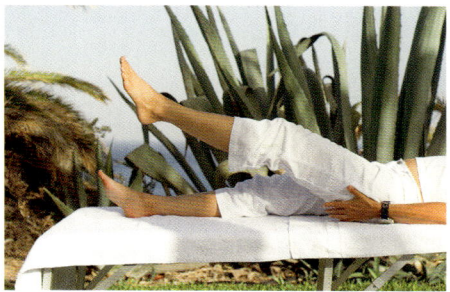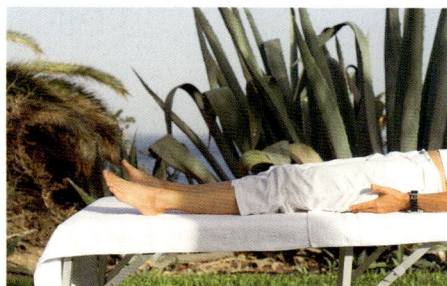

Abb. 33a–d: Korrektur des Hüftgelenks.

während er das Bein unter Druck langsam wieder ablegt. Der Patient sollte diese Übung zu Hause zwei bis drei Mal vor jedem Einschlafen mindestens sechs Wochen lang ausführen. Diese »Hausaufgaben« sind wichtig, da dadurch das Gelenk in die korrekte Position gebracht wird und sich über Nacht stabilisiert.

HINWEIS

Die Hüftübung ist auch bei einer Beckenverwringung oder Blockade des Iliosakralgelenks hilfreich.

PRAXIS:
Ein international sehr angesehener Psychologe wollte auf Empfehlung eines Kollegen wegen Rückenschmerzen in meine Behandlung kommen. Ich hörte mir zufällig einen seiner Workshops während der medizinischen Woche in Baden-Baden an. Dabei ist mir aufgefallen, dass er permanent die Beine übereinander kreuzt. Als er mich auf seine Rückenschmerzen angesprochen hat, sagte ich ihm, dass er sich das Beinekreuzen auf jeden Fall abgewöhnen muss. Das ist jedoch ein Problem für ihn. Er erklärte mir ganz offen, dass es für ihn eine Art Schutzhaltung ist. Das

kann ich mir gut vorstellen, bei seinem Job als Psychologe. Eine Schutzhaltung ist wahrscheinlich die einzige Ausrede, die ich gelten lassen muss. Ansonsten gibt es keinen Grund, sich das Kreuzen der Beine nicht abzugewöhnen.

> **WICHTIG**
>
> Schlagen Sie die Beine nie wieder übereinander, sonst droht Subluxation der Hüfte, Beckenverdrehung, schlechte Durchblutung der Beine, Ischias, Skoliose etc.!

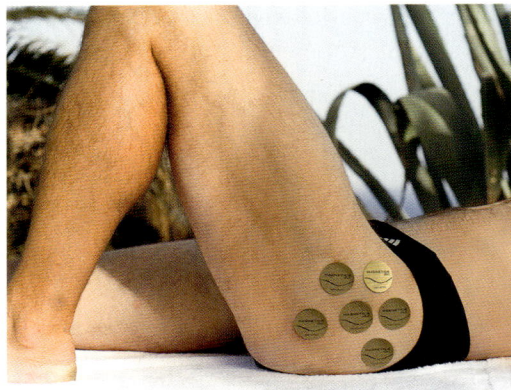

Abb. 34: Magnete bei Hüftschmerzen.

Becken

Das Becken besteht aus dem Kreuzbein und den zwei Hüftbeinen. Der obere Teil des Hüftbeins wird auch als Beckenschaufel bezeichnet. Das Becken steht im Mittelpunkt der Behandlung und ist die Basis der Wirbelsäule. Hier liegt der Knackpunkt für den Erfolg. Solange das Becken nicht symmetrisch ist, ist die weitere Arbeit an der Wirbelsäule Zeitverschwendung. Wenn das Becken wieder im Lot ist, richtet sich oft die gesamte Wirbelsäule fast wie von selbst auf.

Auf Fuerteventura kann ich oft nur eine Behandlung pro Patient durchführen, weil die Urlauber nach kurzer Zeit wieder nach Hause fliegen. Ich muss mir deswegen bei jedem Patienten überlegen, wo das Hauptproblem liegt. In den meisten Fällen konzentriere ich mich

auf das Becken. Natürlich wäre es sinnvoll, in Ruhe eine Beinlängen-Differenz zu korrigieren, aber das ist – unter zeitlichen Gesichtspunkten – ein Luxus, auf den ich oftmals verzichten muss, es sei denn, der Patient klagt über Schmerzen in den Beinen. Dann arbeite ich zunächst an den Beingelenken, wie im vorherigen Kapitel beschrieben. Meistens ist es aber so, dass ich sofort mit der Beckenkorrektur beginne. Nach der Behandlung ist oftmals die Beinlängendifferenz automatisch mit verschwunden. Es ist klar, dass die Beine unterschiedlich lang sind, solange eine Beckenschaufel nach vorne und die andere nach hinten gedreht ist.

Als erstes taste ich immer die Beckenknochen des Patienten ab und erkläre

Becken

ihm, was ich sehe. Anschließend korrigiere ich die Beckenschaufeln. Ich schaue von oben, auf welcher Seite eine Beckenschaufel nach hinten steht. Diese wird dann nach vorne gedreht, während der Patient mit demselben Bein pendelt. Auf der anderen Seite muss dann meistens genau das Gegenteil gemacht werden, indem die Beckenschaufel nach hinten gedreht wird. Diese so genannte Beckenverwringung sehe ich sehr oft. Manchmal ist das Ausmaß der Verwringung jedoch sehr gering, so dass man sie kaum sieht. Daher drehe ich stets beide Beckenschaufeln gegeneinander, rein profilaktisch, denn oft sind selbst minimale Korrekturen entscheidend.

Ich empfehle allen Therapeuten sich Zeit zu nehmen und am Becken solange zu drehen, bis die Symmetrie wieder stimmt.

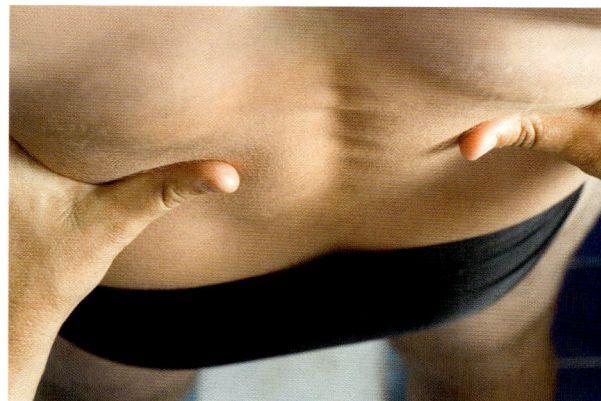

Abb. 35: Abtasten des Beckens.

HINWEIS

Wundern Sie sich, dass man so einfach am Becken drehen kann? Alles ist möglich, wenn man weiß wie. Suchen Sie sich einen guten Wirbelsäulen-Therapeut, der diese Techniken beherrscht.

Die Abbildung 36 zeigt das stabile Wandgerät, das ich zur Durchführung der Statik-Korrektur verwende. Es ist höhenverstellbar und der Patient kann sich gut festhalten. Außerdem steht der Patient dadurch aufrecht, anstatt nach

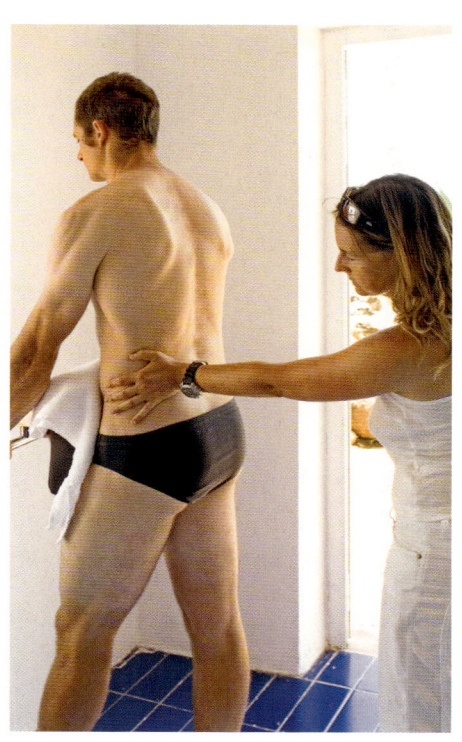

Abb. 36: Becken wird nach vorne gedreht.

51

vorne gebeugt. So ist angenehmes und professionelles Arbeiten möglich. Das Gerät ist aus Edelstahl, so dass es aus hygienischen Gründen mit Alkohol gereinigt werden kann. Therapeuten können es über die Webseite www.endlich-schmerzfrei.net beziehen.

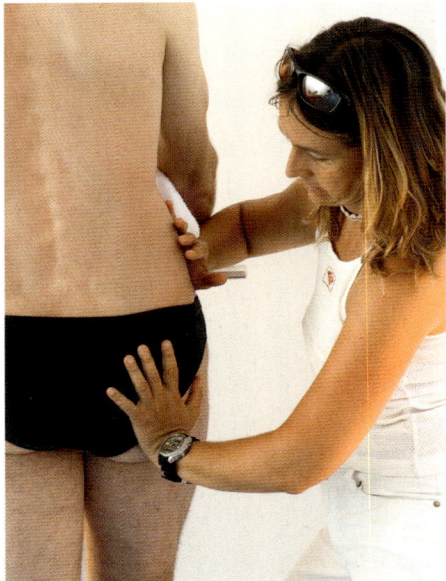

Abb. 37: Becken wird nach hinten gedreht.

Dreidimensionale Korrektur des Kreuzbeins

Das Kreuzbein ist ein keilförmiger Beckenknochen, auf dem die gesamte Wirbelsäule aufbaut. Daraus wird deutlich, wie wichtig eine systematische Korrektur des Kreuzbeins ist, denn bei Fehlstellungen des Kreuzbeins werden diese direkt auf die Wirbelsäule übertragen.

Durch einen optischen Symmetrie-Check wird das Kreuzbein anhand von drei Achsen analysiert. Als erstes überprüfe ich die Symmetrie der horizontalen Achse, dann der vertikalen Achse und zuletzt der sagittalen Achse (von vorne nach hinten verlaufend). In dieser Reihenfolge korrigiere ich auch die ermittelten Fehlstellungen. Zuerst korrigiere ich die Fehlstellungen der horizontalen Achse mit Hilfe des Ellbogens, indem ich am tiefsten Punkt des Kreuzbeins durch Druck die Symmetrie wieder herstelle.

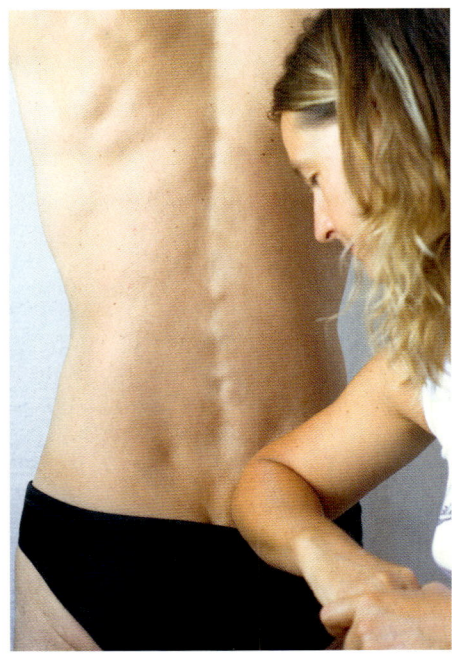

Abb. 38: Korrektur der horizontalen Achse.

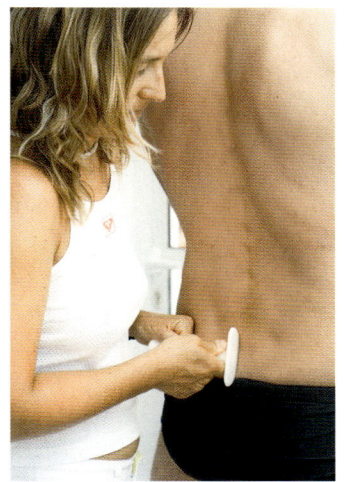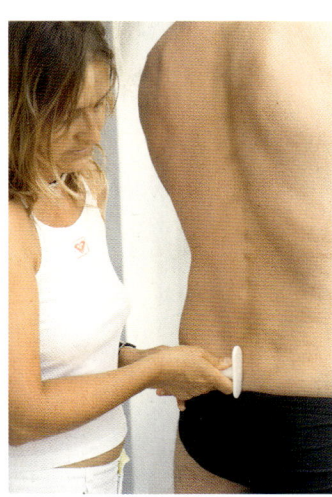

Abb. 39a, b: Korrektur der vertikalen und sagittalen Achse.

Die vertikale Achse und als letztes die sagittale Achse lassen sich am besten mit einem Plastikschieber korrigieren, indem ich versuche die tiefere Seite nach oben und die höhere Seite nach unten zu korrigieren.

Diese Korrektur funktioniert nur, wenn der Patient mit dem Bein pendelt. Die permanente Mobilisation des Kreuzbeins durch die Beinbewegung ist deshalb die einzige Technik, die eine so ausführliche dreidimensionale Korrektur des Beckens überhaupt ermöglicht.

Manche Dorn-Ausbilder unterschätzen die Bedeutung des Kreuzbeins. Aussagen wie: »Das Kreuzbein ist heilig – ja nicht berühren.« sind fehl am Platz. Es gibt immer mehr Therapeuten, die mir zustimmen, weil sie den Erfolg durch die Anwendung dieser systematischen Vorgehensweise selber erlebt haben. Ich kann nur für alle Therapeuten hoffen, dass sie ausprobieren, suchen, sehen, lernen und dann selbst Ihre Schlussfolgerungen ziehen. Nichts gegen Intuition, aber wenn rein intuitiv vorgegangen wird, hat das oft zur Folge, dass wichtige Dinge vergessen oder übersehen werden. Wir sind keine Theoretiker, die praxisfremd arbeiten, im Gegenteil. Aber um erfolgreich zu arbeiten, muss die Beckenkorrektur einfach mit System angegangen werden.

Auch die Profi-Surferin Daida Moreno war nach einer dreidimensionalen Korrektur vom Kreuzbein wieder schmerzfrei. Trotz sportlicher Dauerbelastung wurde sie auch 2008 wieder Weltmeisterin in der Disziplin Wave.

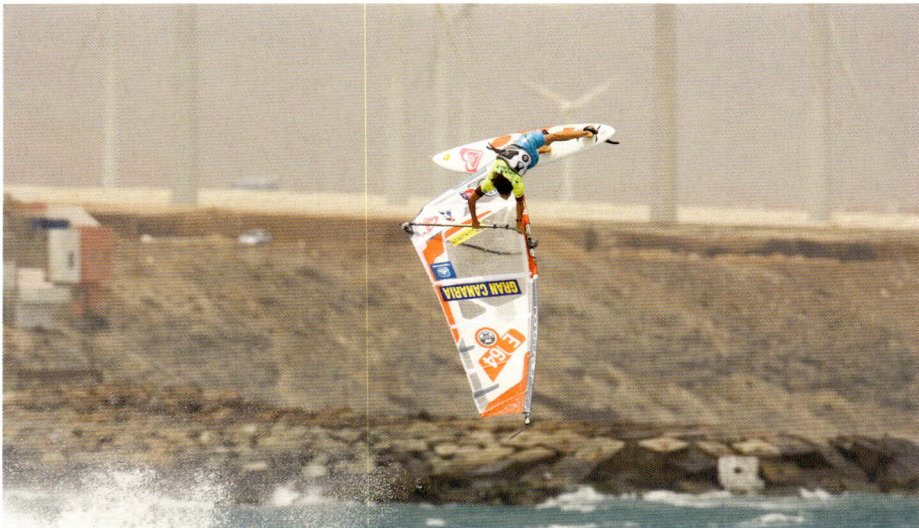

Abb. 40: Daida Moreno, mehrfache Weltmeisterin Windsurfing Wave, Freestyle, Super-X.

Iliosakralgelenk (ISG) deblockieren

Das Iliosakralgelenk ist das Gelenk zwischen dem Kreuzbein und den Hüftbeinen. Bei einer ISG Blockade ist das Gelenk nicht mehr frei beweglich, so wie es sein sollte. Daher spürt der Patient Schmerzen, die in die Wirbelsäule ausstrahlen und dadurch oftmals falsch diagnostiziert werden.

Die Blockade des Iliosakralgelenks (ISG) betrifft früher oder später alle, denn der Mensch ist ein Zweibeiner. Das Iliosakralgelenk wurde aber für Vierbeiner konzipiert. Daher ist es im Zuge der Evolution zur Schwachstelle im menschlichen Skelett geworden.

Nach der dreidimensionalen Korrektur des Kreuzbeins wird nun das ISG behandelt. Dazu fahren wir mehrfach von oben nach unten mit dosiertem Druck durch das Iliosakralgelenk. Die Behandlung kann man mit dem Daumen, dem Ellbogen, dem Schieber oder ähnlichem durchführen.

Ich suche nach Spannungen in der Muskulatur und im Gewebe und löse Verklebungen der Tiefenmuskulatur. Die Behandlung sollte solange durchgeführt werden, bis die Schmerzen nachlassen. Besonders an den Schmerzstellen muss länger gegengehalten werden. Ich arbeite immer mit dem Daumendruck, den der Patient gerade noch ertragen kann.

Das ist nicht angenehm, bringt aber den gewünschten Erfolg, nach dem Motto »Böses mit Bösem vertreiben«. Der Patient merkt innerhalb von Minuten, wie seine Schmerzen nachlassen und die Beweglichkeit deutich verbessert wird.

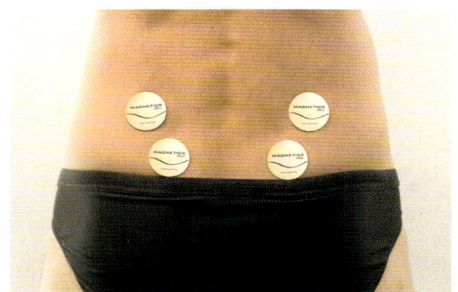

Abb. 42: Magnete auf dem ISG.

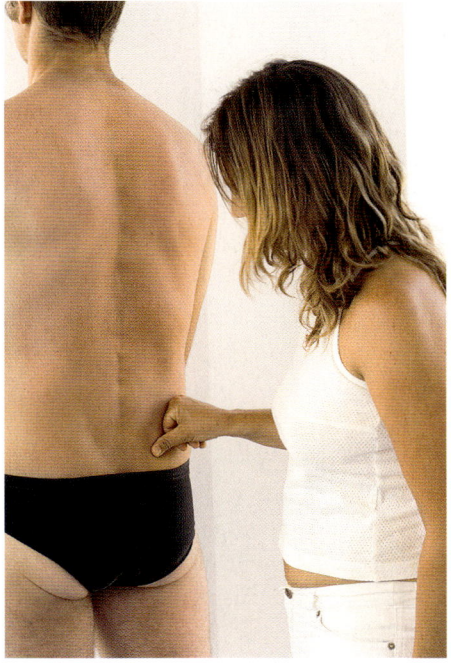

Abb. 41: Deblockierung des ISG.

Mit Hilfe der Magnetfeld-Therapie wird das ISG nachbehandelt und somit wieder beweglich. Die Magnetpflaster werden auf das Gelenk geklebt. Zusätzlich können alle Punkte beklebt werden, die in der Behandlung als schmerzhaft lokalisiert wurden.

PRAXIS:
Wie in der Einleitung beschrieben, war ich ziemlich verzweifelt, denn nach jeder Behandlung hatte ich immer wieder Hoffnung und dann doch wiederkehrende Beschwerden, die immer massiver wurden. Die Probleme der Kreuzbein-Blockade zogen sich weiter in die Beine und hinauf in die Wirbelsäule. In den Beinen spürte ich einen Ischiasschmerz, hatte schwere Beine und quälte mich durch den Arbeitstag. Dasselbe am Rücken, immer wieder Schmerzen und Verspannungen. Ich musste mich permanent selbst behandeln mit Massagen und Magnetfeld, um überhaupt arbeiten und Sport machen zu können. Aber ich war mir sicher, es gibt eine Lösung. Deshalb habe ich sie gesucht und gefunden.

Bei jedem Patienten sollte deshalb automatisch eine Beckenkorrektur und eine ISG-Deblockierung, wie hier beschrieben, durchgeführt werden, egal mit welchen Beschwerden er in

55

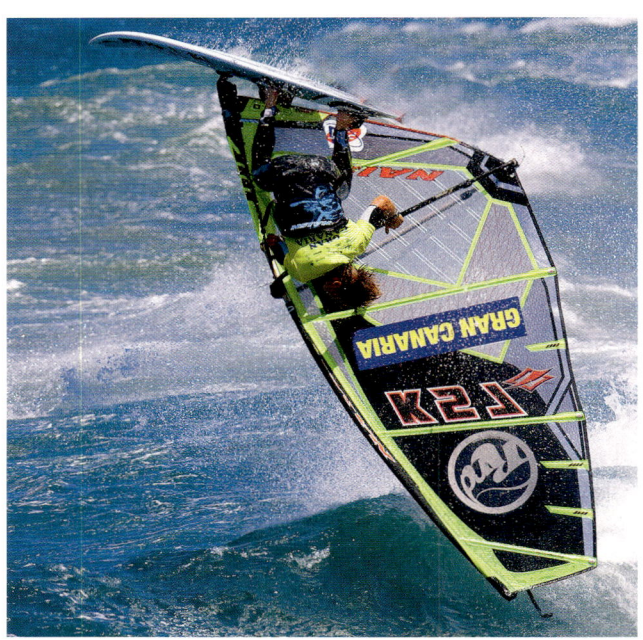

Abb. 43: John Skye, mehrfacher englischer Meister in Wave und Freestyle.

die Behandlung kommt. Beispielsweise hatte der Weltcup-Surfer John Skye, den ich eigentlich wegen Kniebeschwerden behandeln sollte, eine ISG-Blockade. Das wirkt sich natürlich früher oder später auch auf die Beine aus, wodurch u.a. Knieschmerzen hervorgerufen werden.

Viele Techniken verfehlen ihr Ziel

Auf dem Weg zu meiner Lösung habe ich viele Seminare besucht, aber leider war ich immer sehr enttäuscht. So wie es auch viele Patienten jeden Tag erleben, bei denen das ISG nicht gelöst wird. Viele Techniken versuchen sich am Becken und am ISG. Meiner eigenen Erfahrung nach und der meiner Patienten jedoch leider ohne Erfolg.

Bei einem fünftägigen Seminar in der Schweiz hoffte ich damals meine ISG-Blockade zu lösen. Die Technik war viel komplizierter als die Dorn-Methode, deshalb war ich voller Hoffnung. Aber ganz im Gegenteil – nach dem Kurs hatte ich so starke Ischiasschmerzen, dass ich kaum mehr laufen bzw. Auto fahren konnte. Nach längerem Sitzen hatte ich plötzlich extreme Beschwerden beim Aufstehen. Meine Probleme hatten sich verschlimmert! Die Ausbilder haben sich wirklich sehr bemüht, sie konnten das ISG aber nicht frei machen. Sie fanden einige Meridianblockaden, was kein Wunder war. Die monatelange ISG-Blockade wirkt sich schließlich auf den ganze Körper aus, was sich natürlich auch an den Meridianen zeigt.

Ich habe auch ein Seminar besucht, bei dem das Kreuzbein in Bewegung mit Hilfe von nahezu chiropraktischen Griffen korrigiert wurde. Danach habe ich mich auch vom Seminarleiter an zwei weiteren Terminen mit dieser Methode behandeln lassen. Ich habe auch diese Praxis mit noch größeren Problemen verlassen.

Das Lösen einer ISG-Blockade wie oben beschrieben, habe ich von Reinhold Schäfer, einem sehr guten Dorn-Therapeuten gelernt. Danke vielmals dafür! Monatelang hatte mir niemand helfen können. Ich sehe oft Therapeuten, die einfach nur das abspulen, was sie in der Ausbildung gelernt haben. Deshalb wünsche ich allen Therapeuten eigene Probleme, denn nur dann können sie wirklich beurteilen, was sie für einen Job leisten. Wer noch nie eine ISG-Blockade hatte, der kann gar nicht mitreden. Das ist sicherlich keine Bösartigkeit meinerseits, ich bin nur fest davon überzeugt, dass wir uns nur durch Lösen von Problemen weiterentwickeln können. Ich bedanke mich für diese Erfahrung, denn sonst hätte ich die Problematik der ISG-Blockade nie erkannt.

In allen Seminaren habe ich gesehen, dass viele Therapeuten selbst Schmerzen haben. Es geht auch anders! In meinen Seminaren behandeln sich die Therapeuten untereinander und alle gehen mit einer korrigierten Statik nach Hause, vor allem aber mit dem Wissen, wie sie ihren Patienten bei einer ISG-Blockade helfen können.

Ischias

Der Ischias ist der größte Nervenstrang des Menschen. Er verläuft von der Lendenwirbelsäule durch das Becken in die Beine. Die Ursache für Ischiasschmerzen ist eine Beckenverdrehung. Das Becken wird in einem solchen Fall, wie im vorherigen Kapitel beschrieben, korrigiert. Durch die Beckenverdrehung verspannt sich langfristig die Beckenmuskulatur derart, dass sie den darunter verlaufenden Ischiasnerv abklemmt. Deshalb muss diese Muskulatur zusätzlich behandelt werden. Wir lockern die tiefe Gesäßmuskulatur mit dem Massagegerät Relaxer. Diese Behandlung ist sehr schmerzhaft, vor allem bei extremen Fällen. Nach der Behandlung ist der Schmerz, den die Massage verursacht, sofort wieder weg und der Patient kann augenblicklich besser laufen. An den folgenden Tagen ist oft mit Korrekturschmerzen, blauen Flecken, Muskelkater etc. zu rechnen. Das nehmen aber alle Patienten gerne in Kauf, denn die meisten leiden seit Jahren an ihren

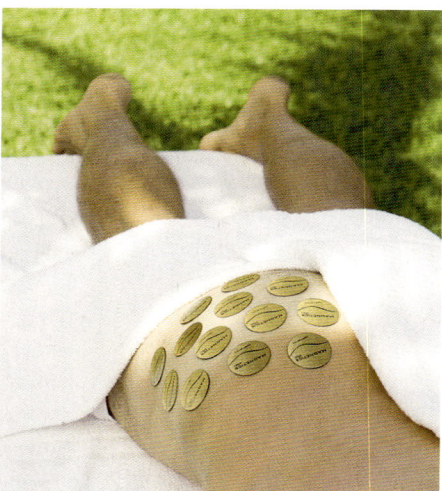

Abb. 44: Magnete auf der schmerzhaften Gesäßmuskulatur.

chronischen Schmerzen und wollen das Problem endlich lösen. Die Nachbehandlung erfolgt wie immer durch Aufkleben der Magnetpflaster entlang der schmerzhaften Muskulatur.

PRAXIS:

Meine Oma ist an Ischias gestorben. Diese Formulierung klingt ein bisschen provokativ, aber im Endeffekt war es so. Sie war ihr ganzes Leben lang extremen körperlichen Belastungen ausgesetzt, erst durch den Krieg und die Flucht und dann durch die viele Gartenarbeit. Schon als ich noch sehr klein war, erinnere ich mich, dass sie immer wieder über Ischiasschmerzen klagte. Trotz ihrer Schmerzen verrichtete sie landwirtschaftliche Tätigkeiten, um die Familie zu ernähren. So ging das ca. 20 Jahre bis zu ihrem Tod. Das ganze Drama endete in einer unheilbaren Nervenkrankheit. Zuerst ist sie plötzlich beim Laufen gestürzt. Durch die permanente Schädigung des Ischiasnervs war klar, dass früher oder später die Motorik der Beine gestört sein würde. Die Beine wurden immer schwächer, bis sie im Rollstuhl saß. Dann waren die Arme gelähmt, zuletzt konnte sie nicht mal mehr sprechen.

Für mich ist der Krankheitsverlauf heute ganz klar: Die Nerven werden Schritt für Schritt zerstört, abgeklemmt und zerquetscht durch Fehlstellungen in der Statik. Das bedeutet in der Konsequenz einen Zerfall des ganzen Körpers.

Die oben beschriebene Behandlung dauert bei mir heute ca. eine Stunde. Hätte ich meiner Oma bloß damals schon helfen können. Sie war der beste Mensch, den ich auf dieser Welt getroffen habe. Leider konnte ich ihr damals noch nicht helfen. Aber zumindest den vielen Patienten, die jeden Tag vor uns stehen, können wir jetzt helfen.

HINWEIS

Man sollte die Körperstatik nicht auf die leichte Schulter nehmen. An dem Praxisbeispiel kann man die tragische Entwicklung einer Beckenfehlstellung sehen und die Auswirkung auf den ganzen Körper.

Wirbelsäule

Die Wirbelsäule besteht aus fünf Lendenwirbeln, zwölf Brustwirbeln und sieben Halswirbeln, die durch Gelenke miteinander verbunden sind. Durch die hier beschriebene Wirbelsäulen-Therapie wird sichergestellt, dass die Gelenke optimal beweglich bleiben. Die Wirbelsäule wird von unten nach oben systematisch behandelt. Dabei werden sämtliche Blockaden Wirbel für Wirbel gelöst. Auf starke Blockaden werden zusätzlich Magnetpflaster aufgeklebt.

Auch bei der Weltcup-Surferin Karin Jaggi habe ich die gesamte Wirbelsäule deblockiert. Sie konnte ihre Leistung nach der Behandlung deutlich steigern und wurde Slalom und Speed Weltmeisterin 2008.

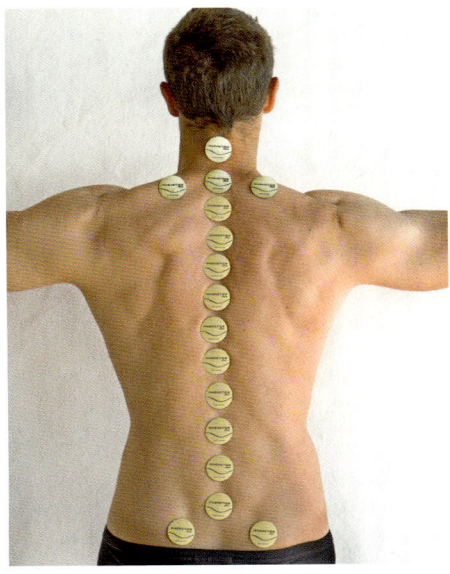

Abb. 45: Mögliche Behandlungspunkte direkt auf der Wirbelsäule.

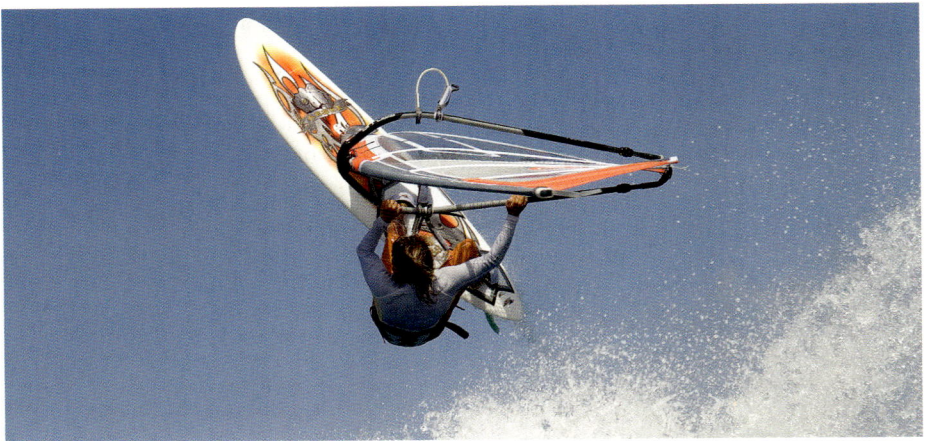

Abb. 46: Karin Jaggi, Weltrekord Windsurfing Speed, 41,25 Knoten, mehrfache Weltmeisterin in Wave, Freestyle, Slalom und Super-X.

Lendenwirbelsäule (LWS)

Bei Becke:nblockaden finden wir in der Praxis meistens auch den 5. Lendenwirbel (im folgenden L5) verdreht. Das ist auch der Grund, wieso die meisten Bandscheibenvorfälle im Bereich zwischen Kreuzbein und L5 oder zwischen L4 und L5 zu finden sind. Deshalb muss dieser Bereich besonders intensiv behandelt werden. Blockaden im Becken und der unteren Lendenwirbelsäule können sehr hartnäckig sein. Die Muskulatur ist in diesem Bereich sehr stark und oftmals extrem verkürzt. Somit ist sie auch druckschmerzempfindlich. Es kann durch eine falsche Bewegung oder durch Kälte jederzeit zum Hexenschuss kommen. Manche Ärzte sagen den Patienten,

sie sollen sich wärmer anziehen. Dadurch wird jedoch lediglich ein auslösender Faktor ausgeschaltet. Das ist aber sicher keine Ursachenbeseitigung. Bevor die Lendenwirbel nicht korrigiert sind, macht es also wenig Sinn die Wirbelsäule weiter oberhalb zu behandeln.

Für Beckenfehlstellungen und für den unteren Rücken gibt es eine spezielle Rücken-Bandage. Der Preis liegt bei 99,– Euro. In der Bandage sind sechs Roh-Magnete eingearbeitet, so dass ein großer Bereich der LWS abgedeckt werden kann. Der Vorteil hierbei ist, dass der Patient keine Klebepads braucht. Beim Sport ist die Bandage jedoch nicht so praktisch wie die aufklebbaren Magnete, da sie verrutschen kann.

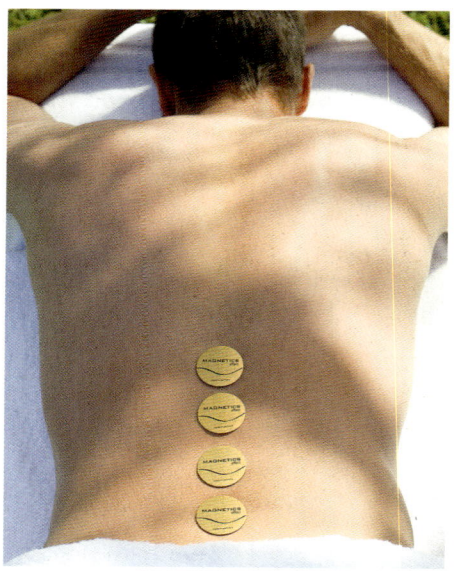

Abb. 47: Magnete bei Blockaden der LWS.

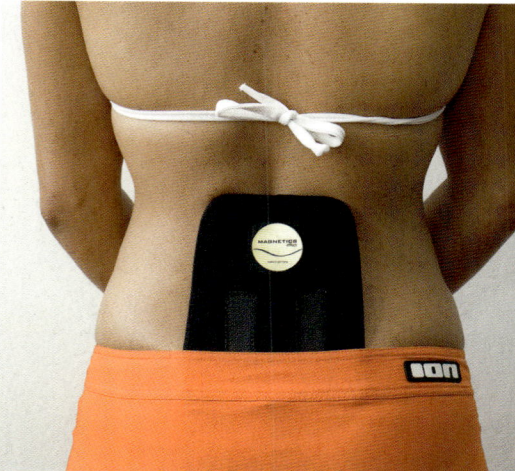

Abb. 48: Rücken-Bandage für Kreuzbein und LWS.

PRAXIS:

Eine Patientin hatte vor vielen Jahren einen Unfall beim Klettern. Trotz vielen Behandlungen hatte sie Schmerzen in der LWS. Ihre Füße sind über die Jahre taub und unbeweglich geworden, so dass sie nur noch sehr unsicher laufen konnte. Nach der ersten Behandlung merkte sie schon eine deutliche Verbesserung. Ob eine vollständige Heilung in diesem Fall möglich ist, wird sich erst noch zeigen. So weit darf man es nicht kommen lassen! Wenn man ihre Lendenwirbelsäule gleich nach dem Unfall so behandelt hätte, wären ihr jahrelange Schmerzen und Schäden am Nerv erspart geblieben.

Brustwirbelsäule (BWS) und Rippen

Die Brustwirbelsäule besteht aus zwölf Brustwirbeln, die durch Gelenke mit den Rippen verbunden sind. Erst wenn die Lendenwirbelsäule gerichtet ist, kommen wir zur Korrektur der Brustwirbelsäule und der Rippengelenke. Bei Blockaden in tieferen Segmenten der Wirbelsäule, lassen sich die Brustwirbel nicht so einfach korrigieren und verschieben sich auch schnell wieder. Deshalb gehen wir systematisch von unten nach oben vor.

Bei der Worlcup-Surferin Yoli de Brendt habe ich nach einer Beckenkorrektur

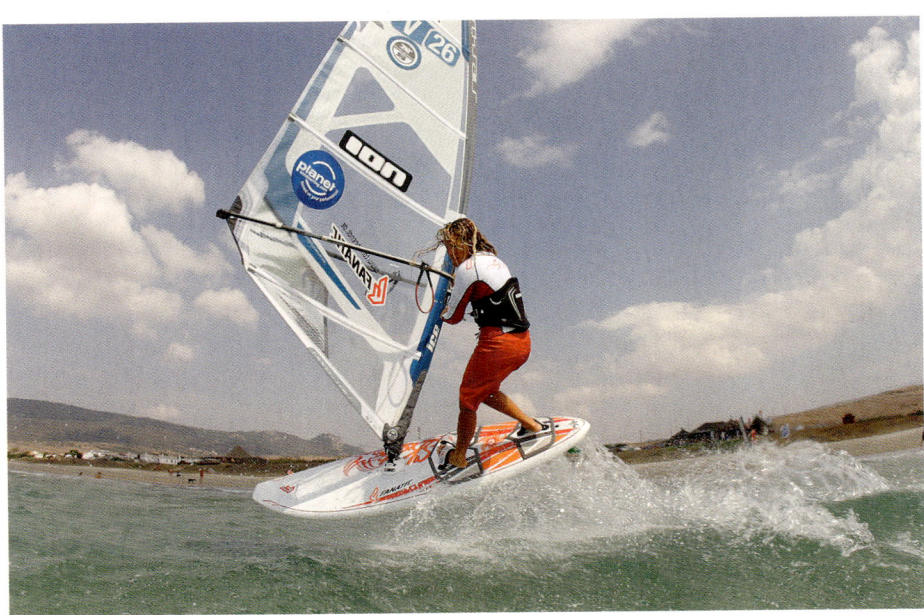

Abb. 49: Yoli de Brendt, Top Ten Windsurfing Worldcup Freestyle und Wave.

zusätzlich die blockierten Brustwirbel korrigiert. Dort hatte sie immer wieder Schmerzen und die Beweglichkeit war deutlich eingeschränkt. Das war ein deutlicher Nachteil im Wettkampf. Nach der Behandlung erzielte sie ihr bestes Ergebnis im Weltcup 2008. Insgesamt kam sie dieses Jahr auf Platz sechs der Freestyle-Weltrangliste. Ich bin sicher, sie wird ihre Platzierung weiter verbessern, denn sie hat die Wichtigkeit der Statik-Korrektur und der Magnetfeld-Therapie ganz klar erkannt.

Die Magnetpflaster werden entlang der Brustwirbelsäule aufgeklebt, vgl. dazu Abbildung 50. Auch Patienten mit Rundrücken oder Morbus Bechterew können sich auf diese Art und Weise behandeln. Gerade bei Bechterew ist es wichtig einer Versteifung der Wirbelsäule gegenzusteuern. Dazu können die Magnetpflaster natürlich auch über Nacht aufgeklebt werden. Wir können bei dieser Krankheit keine Heilung versprechen, aber ich bin überzeugt, dass eine frühe Behandlung von ISG und Wirbelsäule den Krankheitsverlauf positiv beeinflussen kann.

PRAXIS:
Ein englischer Allgemeinmediziner kam nach einem Sturz beim Surfen in meine Behandlung. Die Brustwirbelsäule war stark blockiert und er hatte schon damit gerechnet, seinen Urlaub abbrechen zu müssen. Nach der Behandlung konnte

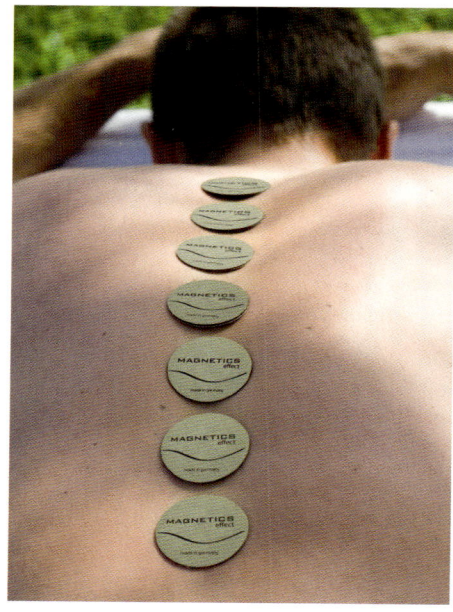

Abb. 50: Magnete bei Blockaden der Brustwirbelsäule.

er direkt wieder surfen und war ganz überrascht. »Thanks so much! God does miracles, but you also do!«

Ich freue mich über jeden Arzt, der meine Therapie kennenlernt und selbst erleben kann, wie schnell und effektiv eine Behandlung sein kann.

PRAXIS:
Ich hatte eine 25-jährige Patientin mit starken Schmerzen im Interkostalraum (zwischen den Rippen). Die Ärzte wollten ihre Rippen abschleifen, da sie angeblich zu lang waren. Sie kam in meine Behand-

lung und bereits nach der ersten Sitzung waren ihre Schmerzen weg! Die Ursache der Schmerzen waren Verhärtungen der Zwischenrippenmuskulatur, die sich mit dem Relaxer und den Magnetpflastern optimal behandeln lassen, nicht jedoch mit einer Operation.

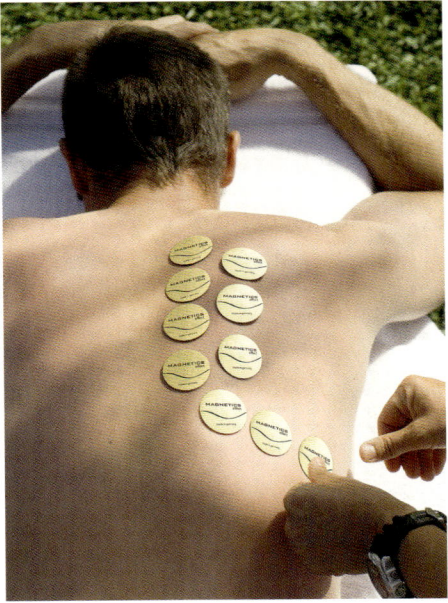

Abb. 51: Magnete bei schmerzhafter Zwischenrippen-Muskulatur.

Halswirbelsäule (HWS)

Die Halswirbelsäule besteht aus sieben Wirbeln, die den Kopf mit der Brustwirbelsäule verbinden. Dieser Abschnitt der Wirbelsäule zeichnet sich durch seine besonders große Beweglichkeit aus. Um die Beweglichkeit beizubehalten, sollte jeder Patient ein- bis zweimal im Jahr eine Statik-Korrektur durchführen lassen. Fehlstellungen an der HWS können viele Symptome auslösen. Schulter- und Nackenschmerzen, Kribbeln und Taubheitsgefühl der Arme, Kopfschmerzen, Schwindel, Seh-/Hörstörungen u. v. m.

Patienten, die mit Blockaden der Halswirbelsäule zum ersten Termin kommen, sind schwer zu behandeln. Im Prinzip lassen sich die Halswirbel ganz einfach korrigieren, aber nur wenn vorher die Statik von unten her stimmt. Das ist Arbeit. Der Patient will aber am liebsten direkt an der Stelle behandelt werden, an der er Schmerzen hat und versteht manchmal nicht, dass ich nicht gleich bei der Halswirbelsäule anfange.

PRAXIS:
Ich hatte eine Patientin, die ihren zweiten Termin abgesagt hat, weil es ihr nicht schnell genug ging. Sie wollte, dass ich nur die HWS behandle, hatte aber die ganze Wirbelsäule blockiert. Wenn ein Patient viele Fehlstellungen entlang der Wirbelsäule hat, bleibt beim ersten Termin oft nur wenig Zeit für die HWS.

Wir brauchen intelligente Patienten, die unsere Arbeit verstehen, sonst haben wir keine Chance. Der Therapeut kann in einer Stunde nicht das ganze Leben zurückdrehen. Deshalb macht mir die Arbeit mit Sportlern so viel Spaß. Sie spüren sehr schnell, wie wichtig unsere

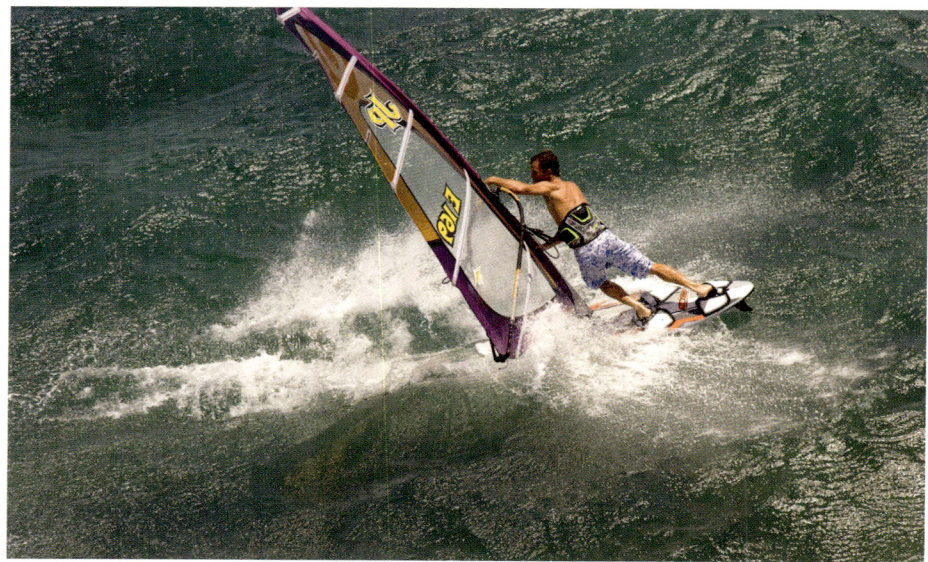

Abb. 52: Antxón Otaegui, 1. Platz Worldcup Freestyle Sylt 2008, Europameister Freestyle 2008.

Therapie für den Körper ist. Den Profi-Windsurfer Antxón Otaegui habe ich beim Weltcup rein präventiv behandelt und habe einige Blockaden an der HWS gelöst, die zu den typischen Schulter-Nacken Verspannungen führen.

PRAXIS:
Ein älterer Patient kam wegen Hüftschmerzen in die Behandlung. Durch einen Sturz hatte er ein großes Hämatom. Nachdem ich die Hüfte behandelt hatte, hab ich gleich noch einen Wirbelsäulen-Check gemacht. Der 7. Halswirbel war extrem blockiert. Plötzlich fragt der Patient total aufgeregt: »Was kommen denn jetzt noch für Überraschungen?«

Dann zeigte er mir seinen Mittelfinger, den er plötzlich wieder bewegen konnte, obwohl mehrere Neurologen ihm zuvor nicht helfen konnten. So etwas kann passieren. Eine Nachbehandlung mit Magnetpflastern ist nötig, damit das so bleibt.

Die Reaktionen der Patienten sind immer wieder eine Überraschung. Eine Patientin berichtet, dass sie spontan besser sehen konnte, wie wenn ein Schleier vor ihren Augen entfernt worden wäre. Sensationell war auch ein Mann, der bei Kopfdrehung nach links Schwindelattacken bekam. Monatelang hatte er schon alle möglichen Therapien ausprobiert und Analysen durchlaufen – ohne Erfolg. Die Kopfdrehung nach links wurde in der Behandlung langsam möglich. Gegen Ende der Behandlung war der Schwindel ganz verschwunden. Die Korrektur der Halswirbel war deutlich bestätigt durch das Verschwinden des Symptoms. Es folgten fünf Tage mit Magnetfeld-Nachbehandlung. In der zweiten Sitzung berichtete er, dass seit der ersten Behandlung kein Schwindel mehr aufgetreten war. Zur Sicherheit wurde die Wirbelsäule noch einmal komplett behandelt mit Schwerpunkt auf HWS. Die Symptome blieben weg, leichte Fehlstellungen waren noch feststellbar und wurden korrigiert.

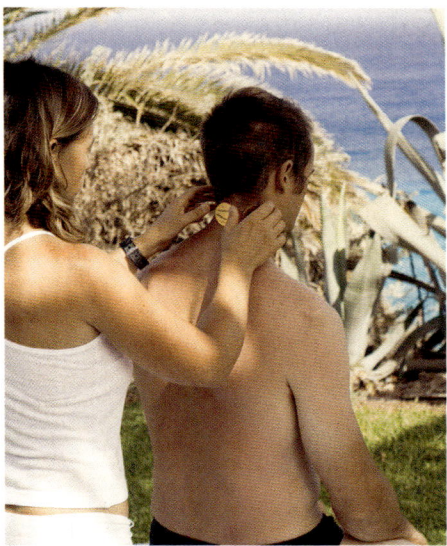 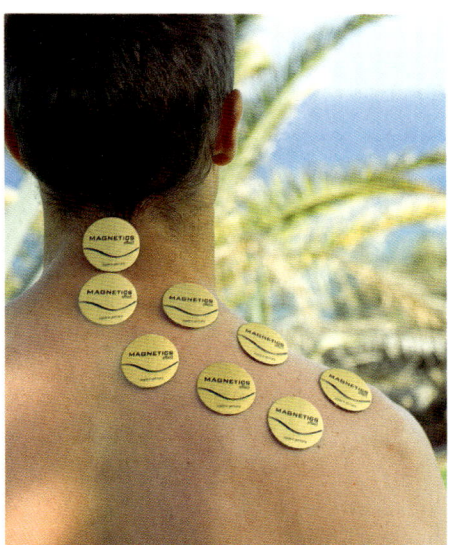

Abb. 53a, b: Magnetfeld an der HWS und Trapezius.

Folgeerkrankungen von Wirbelsäulen-Blockaden

Kopfschmerzen/Migräne/ Schlaflosigkeit

Häufige Symptome bei verschobenen Halswirbeln sind Kopfschmerzen bis hin zur Migräne. Typisch bei HWS-Blockaden sind auch nächtliche Schlafstörungen. Patienten, die Magnetpflaster über Nacht aufkleben oder auf einer Magnetfeld-Matte liegen, berichten immer wieder, dass sie deutlich besser schlafen können. Bei Sinusitis, Schnupfen etc. wenden wir die Magnetpflaster über Nacht im Gesicht an.

65

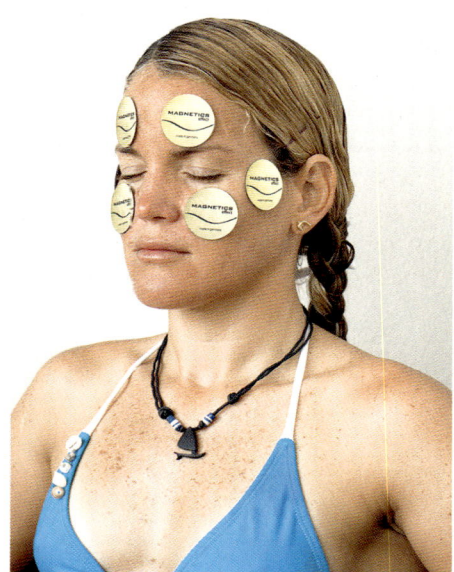

Abb. 54: Magnetfeldbehandlung über Nacht.

Tinnitus

Ich selbst habe bei einem plötzlichen Schmerz in der LWS gleichzeitig ein Geräusch im Ohr gehört. Nach der Korrektur der Lendenwirbel war das Geräusch sofort verschwunden. Dadurch ist für mich der Zusammenhang zwischen Tinnitus und der gesamten Wirbelsäule klar geworden. Es reicht also nicht, wenn nur die Halswirbelsäule korrigiert wird. Eine komplette Statik-Korrektur ist nötig. Wichtig bei Tinnitus ist eine sofortige Behandlung, so dass die Nerven nicht irreparabel gequetscht werden.

Bandscheibenvorfall

Viele Patienten haben eine falsche Vorstellung von einem Bandscheibenvorfall. Die Ursache für Bandscheibenvorfälle sind Fehlstellungen an der Wirbelsäule. Zwischen den verschobenen Wirbeln wird die Bandscheibe einseitig belastet, gequetscht und herausgedrückt. Das ist dann der Vorfall, den wir im Röntgenbild sehen können.

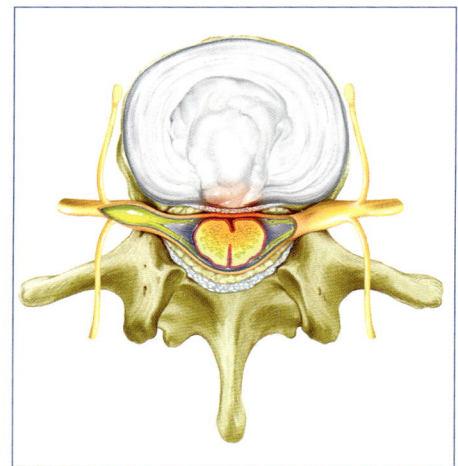

Abb. 55: Bandscheibenvorfall.

Viele Patienten kommen erst zu mir, wenn sie Schmerzen haben. Sie denken dann, dass sie einen Bandscheibenvorfall hätten. Das ist gut möglich, aber nicht so entscheidend.

Ein Bandscheibenvorfall löst nämlich meistens gar keinen Schmerz aus und verläuft in vielen Fällen stumm. Die

Bandscheiben sind eine Art Stoßdämpfer aus Faserknorpel. Sie haben weder Gefäße noch Nerven, so dass sie nicht schmerzhaft sein können. Das haben auch die neuesten Studien aus USA bewiesen. Selbst bei Menschen ohne Schmerzen waren mehrere sog. stumme Bandscheibenvorfälle im Kernspin sichtbar. Die Schmerzen, die der Patient empfindet, sind also auf die Muskulatur rund um die Wirbelfehlstellung zurückzuführen und nicht auf den Vorfall der Bandscheibe.

WICHTIG

Durch die Behandlung der Wirbelsäule können wir Bandscheibenvorfälle verhindern, indem wir die verschobenen Wirbel korrigieren.

Ich gehe also wie immer systematisch die ganze Statik durch und korrigiere alle Fehlstellungen. Wenn die Wirbel in der richtigen Position sind, gibt es keinen einseitigen Druck auf die Bandscheibe. Auf diese Art und Weise wird einem Bandscheibenvorfall vorgebeugt. Wird ein verschobener Wirbel jedoch nicht korrigiert, kommt es früher oder später an dieser Stelle zu einem Bandscheibenvorfall. Der Bandscheibenvorfall wird erst dann zum Problem, wenn die Bandscheibe direkt auf den Nerv drückt und dadurch Taubheitsgefühl oder Lähmung auftritt. Der Patient kommt in diesem Fall zu spät. Bei Lähmungserscheinungen muss sofort operiert werden, da sonst der Nerv durch den Druck irreparabel geschädigt werden

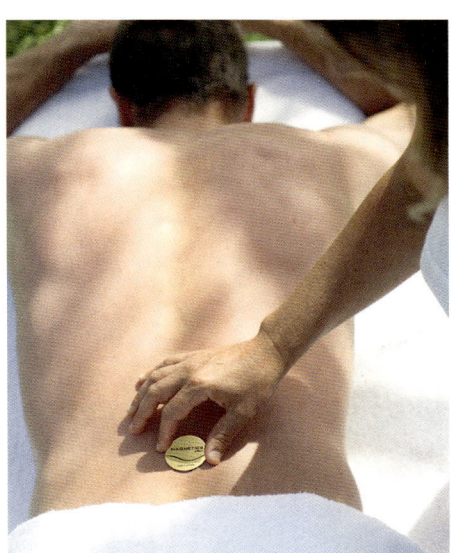 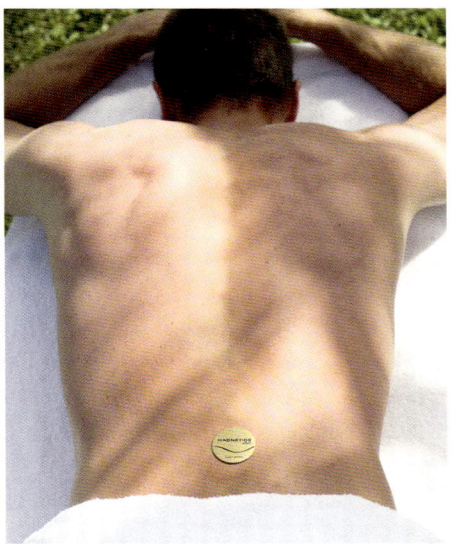

Abb. 56a, b: Magnete auf dem Bandscheibenvorfall.

kann. In den meisten Fällen kann jedoch durch die Statik-Behandlung der Wirbel korrigiert werden. Der Schmerz klingt dann sofort ab. Der Körper kann jetzt das Bandscheibengewebe, eine gallertartige Masse, die zwischen den Wirbeln herausgedrückt wurde, selbst abbauen. Wir unterstützen ihn, indem wir hier das Magnetpflaster aufkleben.

Arthrose

Arthrose bedeutet Verschleiß oder Abnutzung in den Gelenken. Für Arthrose gibt es viele Ursachen. Oft führen chronische Gelenkentzündungen zu einer Abnutzung des Knorpels. Durch Behandlung der Statik werden Fehlstellungen beseitigt und somit Fehlbelastung sowie Entzündungen vermieden.

TIPP

Lassen Sie ein- bis zweimal jährlich einen Wirbelsäulen-Check durchführen. Man kann das mit einem Ölwechsel beim Auto vergleichen oder mit regelmäßigen Kontrollen beim Zahnarzt. Ich hoffe, dass in der Zukunft immer mehr Patienten verstehen, dass nicht nur Bandscheibenvorfälle sondern auch Arthrose im Vorfeld behandelt werden können. Nutzen Sie diese Chance!

Skoliose

Bei einer Skoliose handelt es sich um eine seitliche Abweichung bzw. Krümmung der Wirbelsäule. Die Ursache der Skoliose ist fast immer eine Beckenverdrehung. Die meisten Kinder mit einer starken Skoliose haben das nicht »geerbt«, sondern hatten eine schwierige Geburt. Das Becken des Babys wurde bereits beim Geburtsvorgang verdreht. Die Wirbelsäule passt dann ihren Verlauf automatisch dem Becken an und krümmt sich.

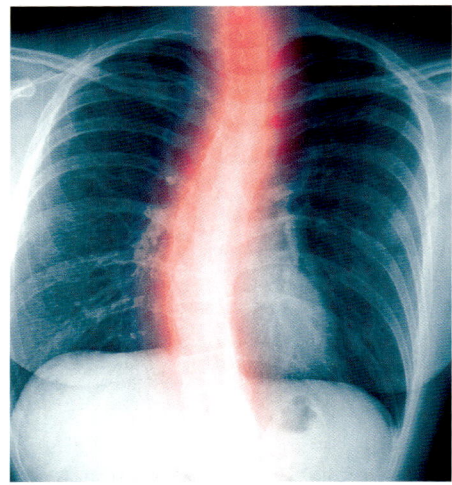

Abb. 57: Röntgenbild Skoliose.

Eine Beckenblockade bei der Mutter erschwert die Geburt des Kindes. Deshalb sollten sich alle Frauen auf eine Schwangerschaft vorbereiten, indem sie ihre Körperstatik richten lassen. Auch bei Frauen, die gerne schwanger werden würden, kann eine Wirbelsäulen-Therapie helfen. Da starke Beckenblockaden oftmals die Ursache einer Unterversorgung der Beckenorgane sind, kann es in Folge zu Funktionsstörungen kommen.

HINWEIS

Ich habe einige Frauen am Anfang ihrer Schwangerschaft behandelt und alle hatten eine leichte und schnelle Geburt ohne Komplikationen.

PRAXIS:

Erst vor kurzem konnte ich ein zwölfjähriges Mädchen vor dem vom Arzt angeratenen Korsett retten. In so einem Fall müssen die Eltern jedoch voll hinter der Entscheidung stehen, sich entgegen der Empfehlung des Arztes zu verhalten, und mitarbeiten. Die Behandlung bei extremen Fällen ist langwierig und erfordert Geduld. Dennoch wissen wir, dass weder ein Korsett noch implantierte Metallstäbe die Wirbelsäule »geradebiegen« können. Im Gegenteil: Die Wirbelsäule sucht sich ihren Weg. Ich habe von verschiedenen Patienten gehört, dass die Wirbelsäule die Metallimplantate gesprengt hat. Außerdem habe ich viele Patienten, bei denen ein Korsett im Nachhinein gar nichts gebracht hat, außer verminderter Lebensqualität.

Ein Kind, das über Jahre 24 Stunden täglich ein Korsett, das bis zum Hals reicht, tragen muss und keinen Sport machen darf, hat dadurch eine starke psychische und soziale Belastung.

Für mich ist klar, dass der einzige sinnvolle Weg eine Becken- und Wirbelsäulenkorrektur ist. Zusätzlich müssen jeweils an der Kurven-Außenseite Magnetpflaster aufgeklebt werden. Dort wird die Muskulatur ständig in die Länge gezogen und ist somit total verhärtet. Durch das Magnetfeld wird die Muskulatur entspannt und die Wirbelsäule kann Schritt für Schritt wieder in die korrekte Position zurückgeführt werden.

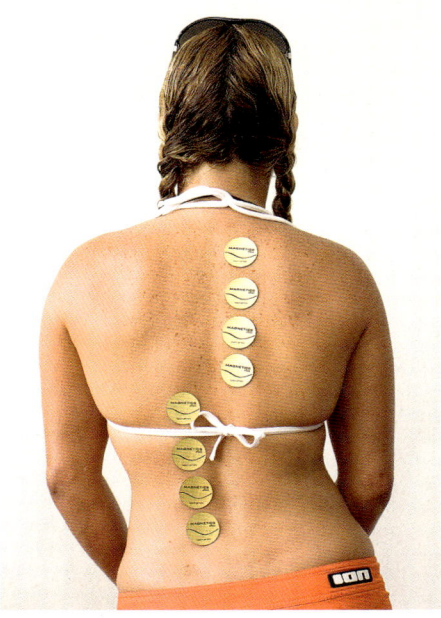

Abb. 58: Magnetfeldbehandlung bei Skoliose.

PRAXIS:

Ich habe sehr gute Erfolge gesehen, wenn die Patienten mit Skoliose zu Hause eine Übung zur Selbsthilfe machen. Die Seite der Krümmung wird dabei gegen eine Kante gedrückt, während die Arme gegengleich bewegt werden. Als Kante kann man zum Beispiel einen Türrahmen nehmen. Einer meiner Patienten hat diese Übung täglich 30 Minuten lang durchgeführt. Das

Ergebnis nach nur zwei Wochen hat mich überzeugt. Seither empfehle ich deshalb jedem, sich für diese Übung mehr Zeit zu nehmen. Es lohnt sich.

Arme

Auch Schmerzen in den Armen haben meistens ihre Ursache in der Wirbelsäule. Die Blockaden ziehen sich durch die gesamte Statik, so dass immer auch der 6. und 7. Halswirbel betroffen sind. Dort verspannt sich die Muskulatur und klemmt die Nerven ab, die die Arme versorgen. Die Folge sind Schmerzen im Schulter-, Ellbogen- oder Handgelenk. Man muss sich also nicht wundern, wenn die Probleme oft chronisch werden. In der klassischen Medizin wird meistens nur das jeweilige Gelenk behandelt, anstatt die gesamte Wirbelsäule.

Schulter

PRAXIS:
Ein 70-jähriger Gärtner kam in meine Behandlung mit völlig zerstörten Schultergelenken. So etwas habe ich selten gesehen. Er konnte sich sein Hemd nicht mehr alleine an- und ausziehen. Er hat sein ganzes Leben lang Wurzeln zerhackt. Das Ergebnis war eine steinharte, völlig unbewegliche Schultermuskulatur. Ich habe die Muskulatur behandelt, Knoten und Verklebungen gelöst. Alle schmerzhaften Punkte müssen gesucht und behandelt werden, vor allem aber auch tiefliegende Muskelfasern. Das kann sehr schmerzhaft sein und gibt öfters sogar Hämatome. Eine Operation bringt hier jedoch nichts,

denn die Ursache der Schmerzen ist die Muskulatur. Diese Behandlung hätte er schon vor 40 Jahren machen müssen.

PRAXIS:
Beim Surfen hat sich ein Freund von mir die Schulter verletzt, so dass das Schlüsselbein luxiert war und nach oben stand. Der Arzt hat nichts unternommen, außer seinen Arm drei Wochen lang ruhig zu stellen. Sollte der Schmerz dauerhaft anhalten, wollte der Arzt operieren und den herausstehenden Knochen abschleifen.

Als er zu mir kam, hatte er gar keine Beweglichkeit mehr. Die Schulter war wie einzementiert. So hätte er nie wieder surfen können. Nach einer Wirbelsäulen-

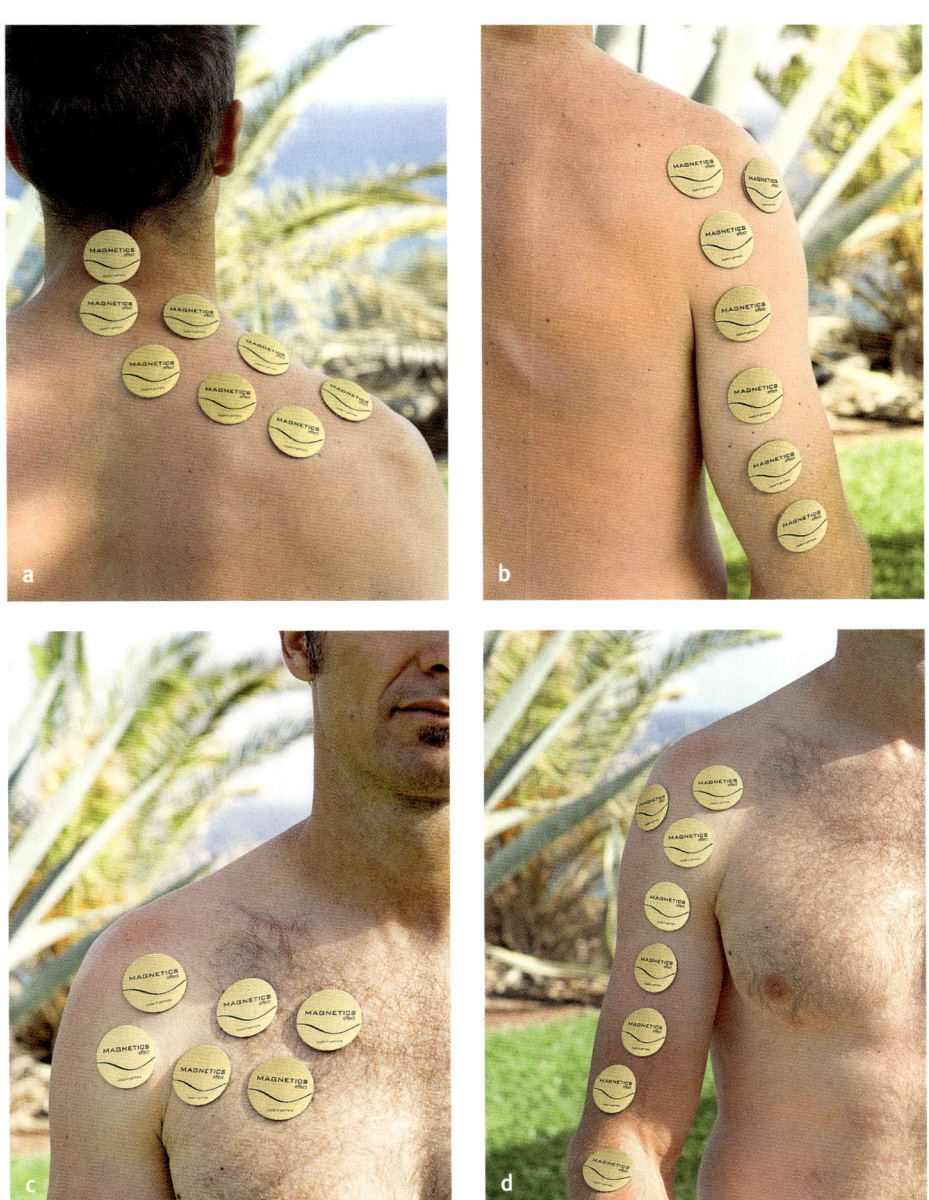

Abb. 59a–d: Magnetfeld bei Schulterschmerzen auf Trapezius, Trizeps, Pectoralis, Bizeps.

Korrektur waren die Rückenschmerzen weg, weshalb er eigentlich gekommen war. Danach habe ich mir die Schulter angeschaut. An diesem Tag war keine Reponierung möglich, denn die Muskulatur des gesamten Schultergürtels war verspannt und gezerrt: Trapezius, Trizeps, Pectoralis, Bizeps etc. (siehe Abb. 59a–d). Nach der Massage der Tiefenmuskulatur habe ich Magnet-pflaster aufgeklebt. Nach zehn Tagen war die Beweglichkeit wieder deutlich verbessert und ich konnte das Schlüsselbein reparieren. Nach einer Ruhigstellung darf man in zeitlicher Hinsicht keine Wunder erwarten, aber die Voraussetzung für die Heilung war geschaffen. Die Operation wurde verhindert. Es gibt einen Sport-Invaliden weniger.

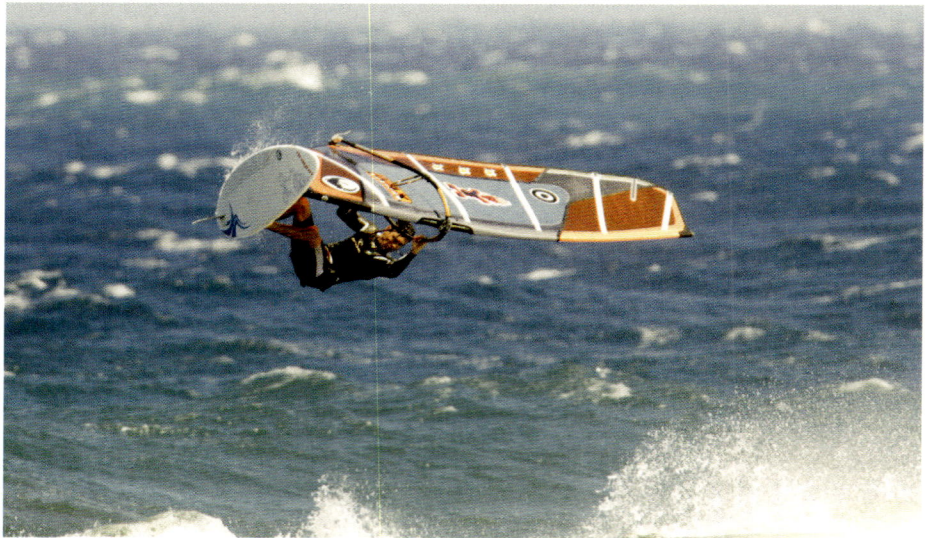

Abb. 60: Surfen geht wieder!

Tennisellbogen

Bei chronischen Schmerzen im Ellbogen, dem sogenannten Tennisellbogen, muss die ganze Statik gerichtet werden, vor allem der 6. und 7. Halswirbel müssen korrigiert werden. Dann wird die gesamte Schulter-Arm-Muskulatur überprüft, um die Schmerzpunkte zu lokalisieren. Meistens beginnt das Problem am Trapezius und führt dann zur Überlastung weiterer Muskeln, so dass der ganze Arm betroffen sein kann. Beim Tennisellbogen finden wir oft Verspannungen der Oberarm-Muskeln, wie Bizeps und Trizeps und im weiteren Verlauf dann auch der Unterarmmuskulatur.

Die meisten Patienten mit Tennisellbogen sind sehr verzweifelt. Sie haben schon vieles ausprobiert, aber die Schmerzen werden chronisch und viele müssen ihren Sport oder Beruf aufgeben.

PRAXIS:
Ich habe vor Jahren einen Surflehrer behandelt, der damals schon fünf Jahre lang starke Schmerzen im Ellbogen hatte, immer beim Surfen. Nach nur einer Behandlung der Körperstatik sowie der verspannten Schulter-Arm-Muskulatur, war er wieder schmerzfrei. Seither sind nie wieder Probleme aufgetreten.

Handgelenk, Fingergelenke und Carpaltunnel-Syndrom

Die Behandlung bei Schmerzen rund um das Handgelenk ist ähnlich wie

beim Tennisellbogen. Ausgehend von der Wirbelsäule werden systematisch alle beteiligten Muskeln und Gelenke behandelt.

Das Handgelenk besteht aus acht kleinen Knochen, die blockiert sein können. Genauso werden die Finger-, Arm- und Schultergelenke untersucht. Die schmerzhafte Muskulatur wird mit Magnetpflastern zu Hause nachbehandelt und die Schmerzen klingen ab.

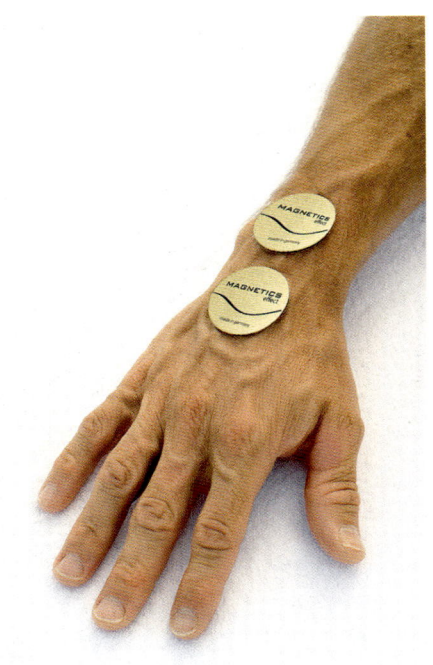

Abb. 61: Magnetfeld bei Schmerzen am Handgelenk.

Sportverletzungen

Ist Sport wirklich Mord? Ja und doch Nein! Einerseits ja, denn die Gefahr von Wirbelblockaden beim Sportler ist größer als bei Menschen, die sich nicht bewegen. Außerdem kommen Verletzungen, wie Muskelzerrungen, Frakturen, Distorsion etc. häufiger vor. Andererseits ist Bewegung für alle Körperfunktionen, wie Herz und Kreislauf und einen optimalen Stoffwechsel wichtig.

PRAXIS:

Leben ohne Sport wäre langweilig. Ich bedanke mich für jeden Tag, an dem ich Sport machen kann. Ich habe Freunde getroffen, Motivation aus dem Sport gezogen, die Natur erlebt und ich war frei überall hinzugehen. Die Vorteile überwiegen – ich kann mir kein Leben ohne Sport vorstellen.

Somit muss man auch Verletzungen in Kauf nehmen. Dadurch bin ich mein eigener »Arzt« geworden und ich habe meinen Körper genau beobachtet, um zu sehen, was funktioniert, was nicht. Bei meiner ersten Sportverletzung in der Schulzeit saß ich im Wartezimmer beim Arzt und habe geweint, aus Angst. Aber ich habe jede Verletzung immer wieder gut in den Griff bekommen. Jedes Problem hat eine Lösung und bringt uns ein Stück weiter. Heute habe ich keine Angst mehr.

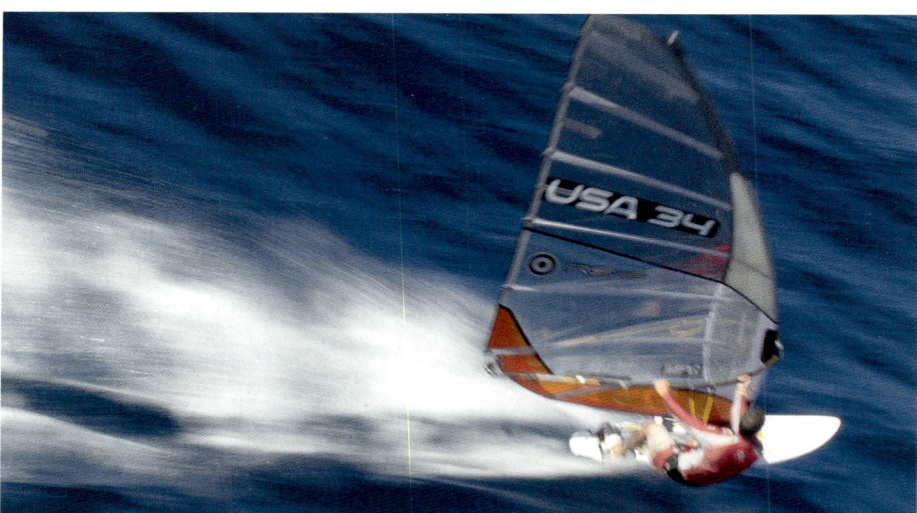

Abb. 62: Micah Buzianis, Weltmeister Slalom 2004 und 2005.

Sportler müssen verstärkt behandelt werden, um gesund zu bleiben. Wirbelfehlstellungen, ISG-Blockaden und Verletzungen sind vorprogrammiert. Sportler, die nicht richtig behandelt werden und trotz Fehlstellungen weiter trainieren, riskieren ihre Gesundheit.

PRAXIS:
Micah Buzianis, mehrfacher Weltmeister im Slalom, hatte beim Worldcup in Gran Canaria einen Unfall beim Slalom. Zwei andere Windsurfer kollidierten mit ihm. Dadurch hatte er Schmerzen im Unterschenkel, die ich mit Magnetfeld behandelt habe. Die Schmerzen ließen nach, so dass er fünf Tage später beim Slalom in Fuerteventura starten konnte und bis zum dritten Wettkampftag auf Platz zwei lag. Plötzlich hat er bei einer Halse ein Krachen gehört und musste an Land fahren. Er konnte nicht mehr laufen und wurde getragen. Ich habe ihn gleich behandelt und er ist in der nächsten Runde wieder gefahren. Leider musste er vor Schmerzen dann doch aufgeben. Die Röntgenaufnahme hat dann ergeben, dass das Wadenbein gebrochen war. Da kann man nichts mehr machen. Die Saison ist gelaufen, aber mit Hilfe vom Magnetfeld kann dieser Bruch ohne Komplikationen in deutlich kürzerer Zeit ausheilen.

PRAXIS:
Nayra Alonso, Platz drei der aktuellen Weltrangliste 2008 Windsurfing Wave, wurde Anfang 2008 nach einem Knochenbruch operiert.

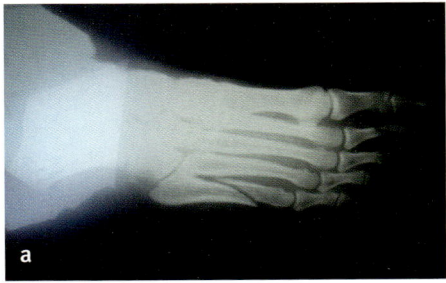
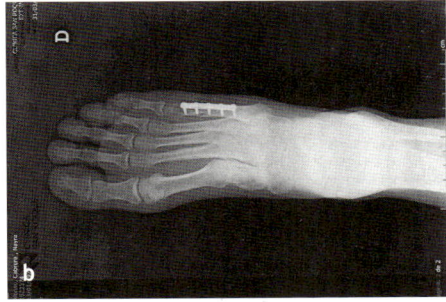

Abb. 63a, b: Nayra Alonso: Röntgenbilder vor und nach der OP.

Nach einer Operation können wir die Rehabilitation verkürzen und durch Magnetfeld die Heilung beschleunigen. Der Orthopäde behandelte sie nach der Operation jeden Tag mit pulsierendem Magnetfeld. Sie hat heute keinerlei Beschwerden mehr und konnte trotz Unfall sowie OP ihr insgesamt bestes Ergebnis erzielen, dritter Platz im Gesamtweltcup Wave 2008.

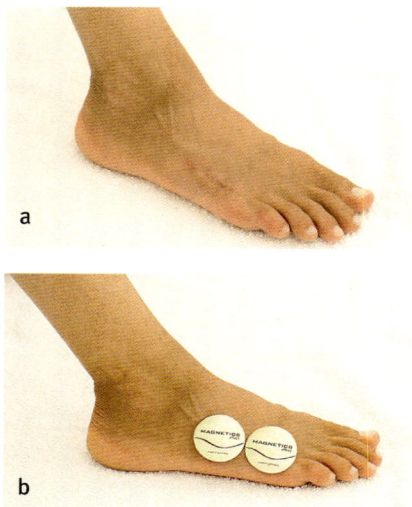

a

b

Abb. 64a, b: Nayra Alonso: Magnetfeld-Behandlung nach der OP.

Es kann aber wirklich jeden treffen, auch Hobbysportler. Im Fernsehen werden oft Bilder von Sportunfällen gezeigt. Stürze vom Pferd, vom Fahrrad oder Motorrad tun weh, aber alle lachen. Wenn die dabei entstandenen Wirbelblockaden nicht gelöst werden, bekommen diese Menschen später große Probleme. Manchmal kann ich nicht glauben, wie diese Wirbelsäulen ausschauen. Wenn sie ein Auto wären, wären sie auf dem Schrottplatz. Aber ein guter Mechaniker bringt jedes Auto wieder zum Fahren.

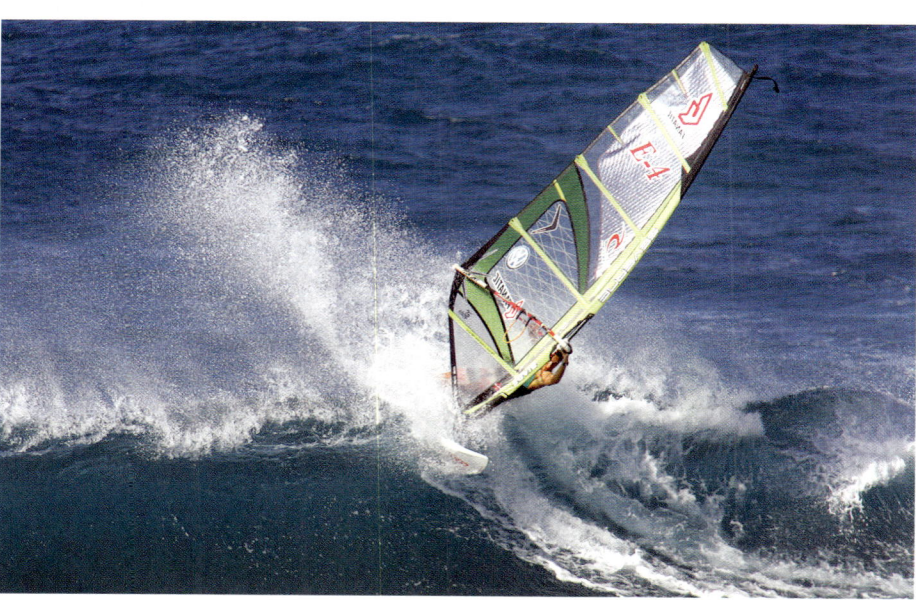

Abb. 65: Nayra Alonso: 1. Platz Worldcup Wave Sylt 2007, 3. Platz Worldcup Wave 2008.

Neurologische Erkrankungen

Wie im Kapitel »Ischias« ausführlich beschrieben, bin ich überzeugt, dass Krankheiten des Nervensystems eng mit der Wirbelsäule zusammenhängen.

Multiple Sklerose

MS ist eine Erkrankung des Zentralnervensystems, die zu Lähmungserscheinungen führen kann. An meiner eigenen Problematik mit Verdachtsdiagnose auf Multiple Sklerose habe ich gespürt, dass viele Symptome durch eine Korrektur der Körperstatik zu beseitigen sind. Ich habe auch von einigen Kollegen gehört, dass sie positive Ergebnisse bei MS-Patienten hatten. Gute Erfolge bei MS-Patienten können auch in Kombination mit der Biomechanischen Stimulation (BMS) erzielt werden. BMS wirkt durch spezielle Vibrationen auf die zu behandelnde Muskulatur. Experte auf diesem Gebiet ist die Praxis von Josef Hofschröer in Lingen.

> **TIPP**
>
> Ich kann nur jedem zu einer Wirbelsäulen-Behandlung raten, wie auch immer die Diagnose lautet. Sie haben nichts zu verlieren!

Parkinson

Parkinson ist eine degenerative Erkrankung des Mittelhirns, in Folge dessen ein Dopamin-Mangel auftritt. Die Auswirkungen sind u.a. Muskelschmerzen bzw. Muskelsteifheit bis hin zur Bewegungsunfähigkeit. Bei meinem ersten Parkinson-Patienten wusste ich nichts über diese Krankheit. Völlig unvoreingenommen, ohne Kenntnisse über den Dopamin-Mangel und die Symptome der Krankheit, hatte ich also keinen »Respekt« vor der Schulmedizin. Ich bin nicht einmal auf die Idee gekommen, dass meine Therapie vielleicht nicht funktionieren könnte. Der Patient kam wegen Schmerzen und ich habe ihn behandelt wie alle anderen auch, über die Wirbelsäule. Die Halswirbelsäule war stark blockiert und somit waren die Nerven der Arme durch die verspannte Muskulatur eingeengt. Ich musste den Patienten beim Bewegen der Arme zwar energisch antreiben, aber ich konnte meine Behandlung durchführen. Der Zustand der Muskulatur hat sich danach deutlich verbessert. Warum sollte ich also einen Parkinson-Patienten nicht behandeln? Ich sehe nicht ein, dass dieser Mensch mit Rückenschmerzen leben soll, nur weil ein Mangel an Dopamin vermutet wird, der medikamentös behandelt wird.

Grenzen der Behandlung

Nicht immer haben wir mit unserer Behandlung den erwarteten Erfolg und müssen die Grenzen akzeptieren.

Mitarbeit der Patienten

Wenn ein Patient nicht bereit ist, die Ursachen für seine Schmerzen zu vermeiden, werden wir mit unserer Behandlung nicht viel erreichen können. Wie oben bereits angemerkt, dürfen meine Patienten z.B. die Beine nie wieder übereinander schlagen. Dadurch wird das Becken verdreht und die Mus-kulatur einseitig verzogen. Ich habe auch 30 Jahre lang die Beine gekreuzt, aber seit ich weiß, was ich damit auslöse, nie wieder. Vor allem bei hartnäckigen Ischias-Schmerzen muss der Patient sich das unbedingt abgewöhnen. Außerdem muss die Schlafposition geprüft werden: Bauchlage oder extreme Verdrehungen führen zu Wirbel-Fehlstellungen.

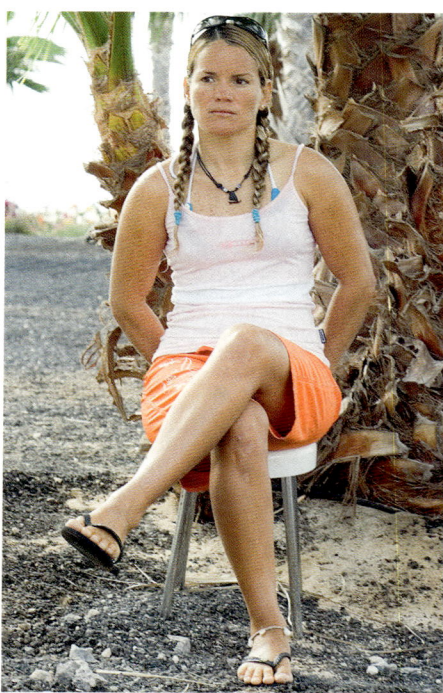

Abb. 66a: Falsch: Beine über Kreuz.

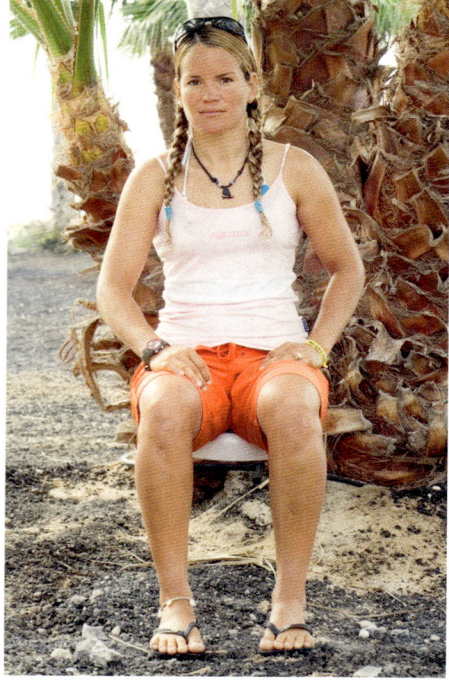

Abb. 66b: Richtig: Beine nie mehr überei-nander schlagen.

Darüber hinaus müssen meine Patienten zu Hause keine besonderen Übungen machen. Sinnvolle Übungen sind jedoch die Übung bei Hüftsubluxation wie in im Kapitel »Hüfte« beschrieben oder die Übung bei Skoliose.

Zerstörtes Gewebe
Durch die Statik-Korrektur können wir Fehlstellungen in allen Gelenken beseitigen und somit Entzündungen und Abnutzung im Gelenk vorbeugen. Zerstörtes Gewebe kann jedoch nicht wieder hergestellt werden. Deshalb ist es wichtig, sich rechtzeitig und regelmäßig behandeln zu lassen, bevor zum Beispiel der Knorpel komplett abgenutzt ist.

Osteoporose
Bei starker Osteoporose können durch Schwund des Knochengewebes die Knochen brüchig werden. Deshalb muss man vorsichtig und extrem sanft arbeiten, damit kein Wirbel beschädigt wird. Ein Patient mit Knochenkrebs, der bereits große Löcher in den Beckenknochen hatte, kam wegen Schmerzen in meine Behandlung. Anfangs war ich äußerst vorsichtig, denn man muss sich langsam rantasten. Dennoch war die Behandlung erfolgreich und die Schmerzen wurden weniger.

Organische Störungen
Meistens kommen die Schmerzpatienten erst zu mir, nachdem sie schon bei vielen Ärzten waren und keine Lösung für Ihr Problem finden konnten. Sie wurden also bereits mehrfach untersucht. Beim medizinischen Check-up werden Blut-, Urin- und Stuhlproben analysiert, aber auch Darmspiegelung sowie Kernspintomographie gehören zum Programm.

Auch hier gehe ich dann wie immer systematisch von den Füßen bis zum Kopf vor und löse alle Blockaden, die ich in der Statik finde. Die Nachbehandlung mit Magnetfeldern darf natürlich nicht fehlen.

Sollten nach spätestens drei Behandlungen die Schmerzen nicht besser geworden sein, rate ich zu einem nochmaligen intensiven Blut- und Organ-Check, um mögliche Ursachen zu analysieren. Ich empfehle dafür beispielsweise den Aschoff-Test. Dr. Aschoff führt eine sehr aufwendige Blutanalyse durch, die weit über das normale Maß hinausgeht.

Kinder
Eine Schwierigkeit stellt die Behandlung von sehr kleinen Kindern dar, weil sie noch nicht verstehen können, dass sie zum Beispiel durch Beinpendeln mithelfen sollen. Es ist jedoch im Notfall auch möglich sehr kleine Kinder zu behandeln, wenn die Mutter hilft.

PRAXIS:

Ich konnte in zwei Behandlungen bei einem dreijährigen Kind den Schiefhals korrigieren, nachdem es über ein Jahr erfolglos mit Krankengymnastik behandelt worden war. Der Kopf war bereits nach einer 30-minütigen Behandlung zum ersten Mal gerade. Durch eine Zangengeburt war die Hüfte des Kindes subluxiert, das Becken verdreht und einige Wirbel blockiert. Erst nachdem ich Becken und Wirbelsäule korrigiert hatte, konnte ich dann am Schluss der Behandlung die Halswirbelsäule richten.

Die Arbeit mit Kindern im Schulalter dagegen ist meist einfacher und macht viel Spaß, denn sie bringen mich zum Lachen, sind ehrlich und natürlich. Wenn man erst mal ihr Vertrauen gewonnen hat und sie mitarbeiten, können sehr schnell erstaunliche Ergebnisse erzielt werden. So kann man den Kindern viele Probleme ersparen.

PRAXIS:

Eine Mutter brachte ihr fünfjähriges Kind zur ersten Behandlung. Das Kind kam herein, schaute mich ängstlich an und sagte »Du bist böse«. Ich musste lachen und da hat es spontan seine Meinung geändert, sonst hätte ich nicht arbeiten können.

Ältere Patienten

Die Behandlung bei älteren Patienten und längjährigen Fehlstellungen ist oft schwieriger und langwieriger als bei jüngeren Menschen, weil die Fehlstellungen schon gefestigt sind.

PRAXIS:

Ich habe einen 80-jährigen Patienten mit extremen Fehlstellungen. Durch eine sehr starke Skoliose berühren bei ihm die Rippen auf der einen Seite bereits das Becken. Nach der Behandlung fühlt er sich jedes Mal 20 Jahre jünger. Die Statik hat sich rein optisch in seinem Fall jedoch nicht verbessert, dennoch kann er nach jeder Behandlung besser und schmerzfreier laufen.

Ein pensionierter Arzt (80 Jahre) kam auf Empfehlung in meine Behandlung. Er hatte Schmerzen in der Leiste und beim Laufen. Das Becken war nach vorne gekippt, der Iliopsoas (großer Lendenmuskel) und die komplette Oberschenkelmuskulatur waren total verkürzt. Die Behandlung war so schmerzhaft, dass er fast abbrechen wollte. Nach der Behandlung konnte er nicht glauben, wie locker und leicht er plötzlich laufen konnte.

FAZIT

Wie die Beispiele zeigen, lohnt sich eine Behandlung auch bei scheinbar aussichtslosen Fällen. Danach kann sich der Patient selbst beobachten und entscheiden, ob es ihm geholfen hat.

Unsichere Patienten

Ich halte jede Woche Vorträge zum Thema »Endlich schmerzfrei«, um den Patienten Möglichkeiten aufzuzeigen und Problemlösungen anzubieten. Ich will niemand missionieren oder überreden. Nur den Patienten, die auf der Suche nach Lösungen sind und meine Hilfe brauchen, kann ich helfen. Die anderen sind einfach noch nicht bereit ihre Probleme zu lösen. Das muss jeder Therapeut akzeptieren.

PRAXIS:

Ein Professor der Medizin hatte schon einen Termin bei mir. Vor der Behandlung meinte er, dass er sich in das Thema Magnetfeld-Therapie erst noch einlesen müsse und meldete sich wieder ab. Er hat eine wichtige Chance verpasst und sich nie wieder gemeldet.

Wenn man weiß, dass man die Probleme der Patienten höchstwahrscheinlich hätte lösen können, versteht man manchmal die Welt nicht mehr. Die potentiellen Patienten stehen vor ihrer Lösung und plötzlich entscheiden sie sich dagegen. Dann weiß ich – es sollte nicht sein, aus welchen Gründen auch immer …

PRAXIS:

In Gran Canaria stand eine Frau an der Rezeption der Praxis vor mir und erzählt ihren Freundinnen voller Stolz, dass bei ihr die eine Hüfte höher sei, als die andere. Als ich zu ihr sage: »Kein Problem, das korrigier ich gleich.« ist sie total hysterisch geworden. »Keiner fasst meine Hüfte an.« Es gibt immer wieder Patienten, die ihr Problem gar nicht loswerden wollen. Denn sie haben sich so daran gewöhnt, dass es Teil ihres Lebens geworden ist.

Eine Patientin mit Schmerzen sagte ihren Termin ab, weil sie gerade mit ihrem Orthopäden telefoniert hatte, der ihr von einer Statik-Korrektur abriet, weil sie gerade eine »Spritzen-Kur« hinter sich hatte und die Spritzen eventuell noch anschlagen würden. Hätten die Spritzen geholfen, hätte sie jetzt keine Schmerzen mehr. Auf was soll sie denn noch warten?

FAZIT

Es ist meiner Meinung nach nicht richtig, die Patienten so zu verunsichern, denn für Heilung ist es immer der richtige und nie der falsche Moment.

Behandlungskosten

Die Kosten für die Behandlung werden teilweise von den Krankenversicherungen erstattet, je nachdem wie der Patient versichert ist. Ich versuche, dass der Preis für die Behandlung fair ist, so dass sich jeder die Therapie leisten kann. Eine Behandlung kann bei mir je nach Behandlungsdauer bis zu 100,– Euro kosten.

Oft höre ich Kommentare wie »Danke, aber das ist ja mit Geld nicht zu bezahlen.« Für einen guten Job kann man ruhig etwas verlangen und muss sich nicht unter Wert verkaufen. Voraussetzung ist natürlich, dass wir echte Problemlösungen liefern! Das ist die Aufgabe jedes Therapeuten, sich solange fortzubilden, bis er den Patienten das geben kann, was sie brauchen – Schmerzfreiheit und zwar möglichst schnell.

Niemand kann jeden Tag zehn Stunden am Patient maximale Leistung bringen. Deshalb empfehle ich allen Therapeuten lieber weniger und gut zu arbeiten und sich auch Pausen zu gönnen. Nur ein Therapeut, der auch auf sich selbst achtet und sich nicht kaputt macht, kann langfristig helfen. Langfristig denken ist sehr wichtig, denn je mehr Erfahrung wir mitbringen, umso besser können wir helfen. Schade also wenn jemand, der Erfahrung hat, keine Energie mehr hat und nicht mehr motiviert ist, zu arbeiten.

FAZIT

Lieber Qualität statt Quantität – das will der Patient!

Zusätzliche Ratschläge

Die Behandlung der Körperstatik kann durch weitere Maßnahmen unterstützt werden. Hierbei sind die Bereiche Sport, Therapie und gesunder Schlaf besonders wichtig. Diese werden im Folgenden näher dargestellt.

Geeignete Sportarten

Ich werde immer wieder von den Patienten gefragt, welche Sportarten ich empfehlen kann. Jeder Mensch braucht Bewegung, um gesund zu bleiben. Aktive Erholung durch lockeres, aerobes Training für 30 Minuten täglich wäre optimal. Wer das zeitlich nicht schafft, sollte es sich zumindest zwei bis drei Mal pro Woche vornehmen. Dadurch werden die Durchblutung und der Stoffwechsel angeregt. Außerdem findet eine innere Reinigung statt, weil Schlacken vermehrt über die Haut ausgeschieden werden.

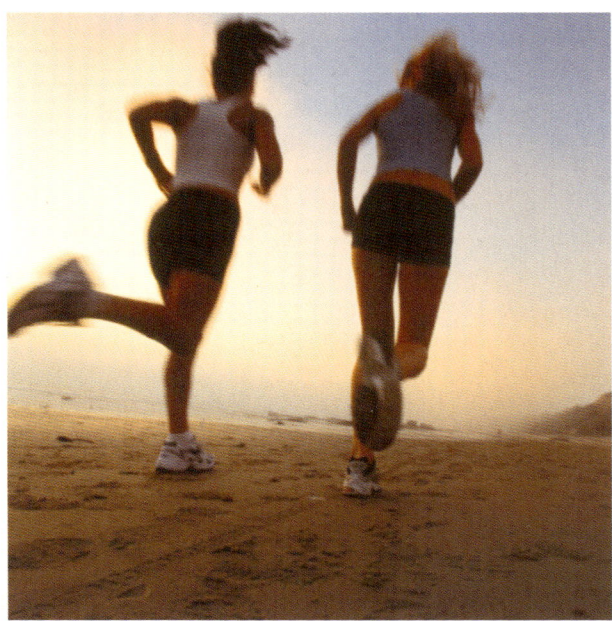

Abb. 67: Joggen am Strand.

Nordic Walking und Inline-Skating

Ich persönlich bevorzuge dynamische Sportarten, bei denen ein permanenter Wechsel zwischen Anspannung und Entspannung der Muskulatur stattfindet. Sportarten, die ich besonders in Kombination mit meiner Behandlung empfehle, sind Nordic Walking und Inline-Skating. Bei diesen Sportarten wird das ISG frei und Spannungen werden gelöst. Die aktive Bewegung vom ISG unterstützt den Behandlungserfolg. Durch große Schritte mit betontem Abdruck nach hinten kann man eine gute Beweglichkeit im ISG erzielen.

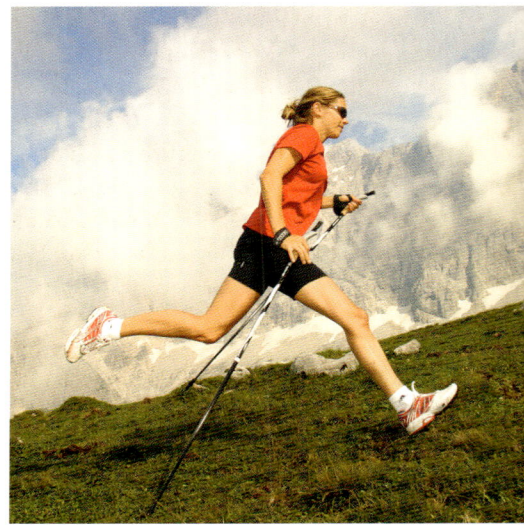

Abb. 68: Nordic Walking.

Auch beim Sport werden Magnetpflaster auf die Schmerzpunkte wie ISG, unteren Rücken, Schulterbereich, etc. aufgeklebt. Das hilft bei der Lockerung der Muskulatur. Ich habe Patienten, die mit einer Behandlung und durch Inline-Skating mit aufgeklebten Magnetpflastern ihre ISG-Blockade loswurden und bis heute schmerzfrei sind.

Sport soll Spaß machen. Wenn man mit dieser Einstellung zum Sport geht, kann man das Training genießen. Alles andere macht keinen Sinn. Übungen sollen nicht schmerzen oder langweilig sein. Man muss sich also eine Sportart suchen, die zu einem passt und mit der richtigen Herzfrequenz und Intensität trainieren.

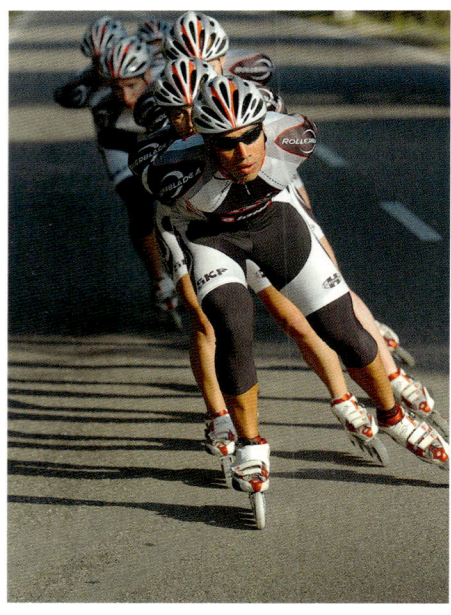

Abb. 69: Inline-Skating.

Fitness-Studios

Patienten mit Rückenschmerzen werden vom Orthopäden oft ins Fitness-Studio geschickt. Das bringt aber langfristig nicht den gewünschten Erfolg, denn durch Krafttraining werden die ursächlichen Wirbelfehlstellungen nicht beseitigt. Im Gegenteil: Der Patient trainiert mit verschobenen Wirbeln und nutzt seine Gelenke ab.

Zum Glück gibt es aber auch neue Tendenzen: Gute Fitness-Studios, die das Beste für Ihre Kunden wollen. Ich hoffe, ihnen gehört die Zukunft. In Las Palmas arbeite ich mit einem Pilates-Studio zusammen. Kunden, die vom Arzt geschickt werden oder Schmerzen haben, kommen in meine Behandlung, bevor sie mit den Geräten trainieren. So sollte es überall laufen.

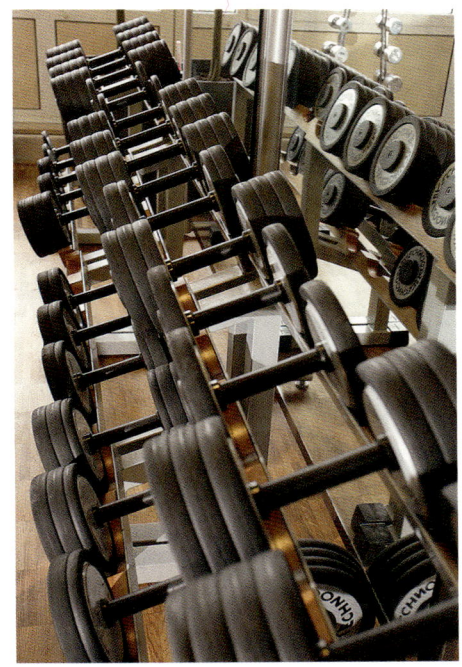

Abb. 70: Fitness-Studio.

Andere Therapien

Die Therapie, die jeder Patient braucht, ist die Korrektur der Körperstatik und die Nachbehandlung durch das Magnetfeld. Danach funktionieren auch alle anderen Therapien besser, egal welche. Das bestätigen mir auch immer wieder andere Therapeuten, die mich oft fragen, was ich mit ihren Patienten gemacht habe.

> **TIPP**
>
> Magnete fördern und unterstützen die Wirkung aller anderen Therapien. Kombinationen sind sinnvoll, um möglichst schnelle Erfolge zu erzielen.

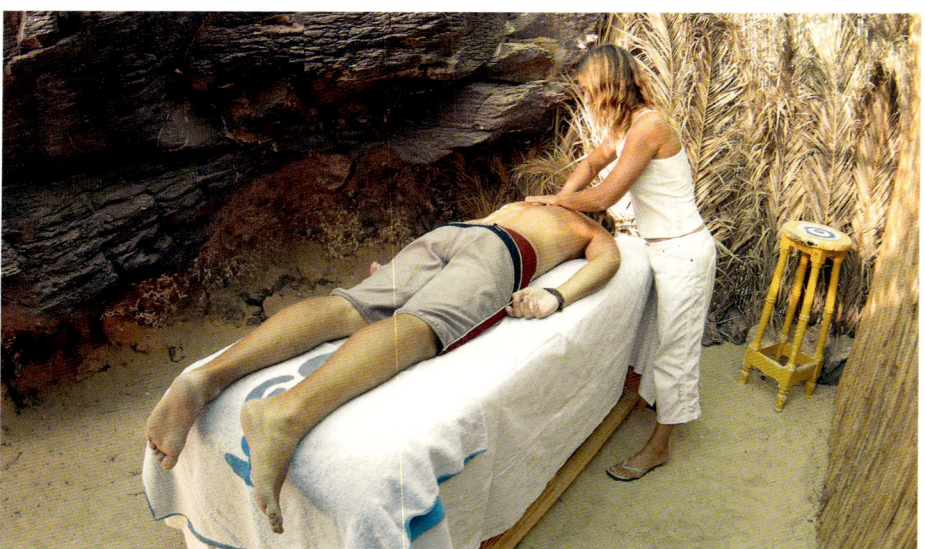

Abb. 71: Massage am Strand.

Medi-Taping

Bei akuten Sportverletzungen arbeite ich gerne mit Medi-Taping von Dr. Sielmann. Die verletzte Muskulatur wird großflächig über die gesamte Muskellänge mit dem dehnbaren Tape beklebt. Der verletzte Muskel wird damit fixiert, so dass der Schmerz schnell nachlässt. Außerdem stabilisiert das Medi-Tape das verletzte Gelenk. Dadurch dass der Patient den Schmerz jetzt kaum mehr spürt, wird eine Schonhaltung mit allen negativen Folgen verhindert. Meistens ist der Patient bereits innerhalb weniger Tage schmerzfrei, so dass es gar nicht erst zu chronischen Beschwerden kommt. Auf die maximalen Schmerzpunkte werden dann zusätzlich Magnetpflaster aufgeklebt.

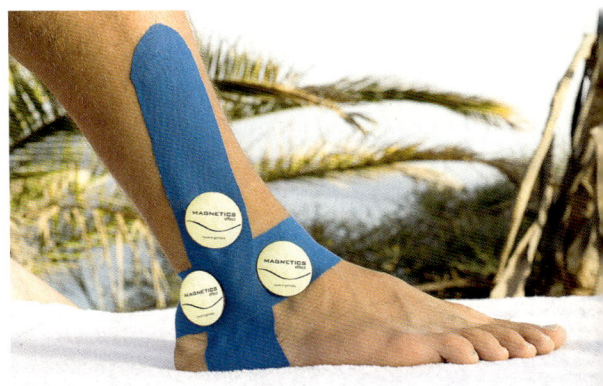

Abb. 72: Medi-Tape mit Magneten.

Gesunder und erholsamer Schlaf

Einer meiner Patienten schläft manchmal im Wald auf dem Boden, andere am Strand oder im VW-Bus. Das ist logischerweise nicht ideal für die Wirbelsäule, vor allem nicht nach einer Behandlung. Ein gesunder Schlaf ist wichtig für den therapeutischen Erfolg. Deshalb arbeite ich zur Unterstützung der Behandlung mit dem Gesundheitsexperten Günther W. Amann-Jennson zusammen. In seinem aktuellen Buch »Schlaf dich jung, fit und erfolgreich« erklärt er, wie sich der Körper im Schlaf optimal erholen kann.

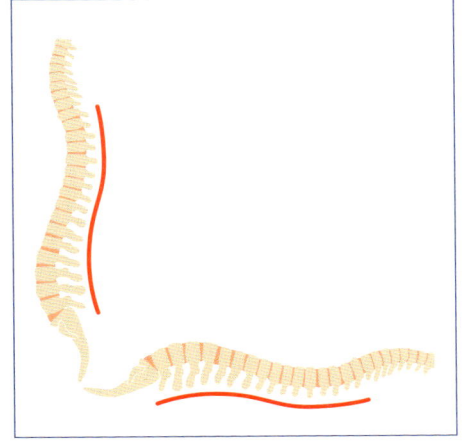

Abb. 73: Die Form der Wirbelsäule im Stehen und im Liegen.

Aus schlafmedizinischer Sicht müssen zahlreiche anatomische und orthopädische Kriterien berücksichtigt werden, damit sich Wirbelsäule, Bandscheiben, Muskeln, Sehnen, Bänder und Gelenke in der Tiefschlafphase regenerieren.

Die Wirbelsäule muss im Liegen durch richtiges Stützen und Entlasten die gleiche Form beibehalten wie im Stehen, sowohl in Seiten- als auch in Rücken-

87

lage. Ein gutes Liegesystem verteilt den Auflagedruck optimal und erzeugt durch aktiven Gegendruck die nötige Stützfunktion, so dass sich die Muskulatur über Nacht komplett entspannen kann.

HINWEIS

Für weitere Details über den gesunden Schlaf besuchen Sie bitte einen Samina-Shop oder informieren Sie sich unter www.samina.com.

Das Schlafsystem zum bioenergetischen Schlaf von Samina wird in den österreichischen Alpen aus naturbelassenen, biologischen Materialien in Handarbeit hergestellt.

Die Kombination von speziell entwickelten Lattenrosten, Matratzen, Auflagen, Decken und Kissen garantiert einen gesunden und erholsamen Schlaf ohne Wirbel-Verschiebungen und Verspannungen.

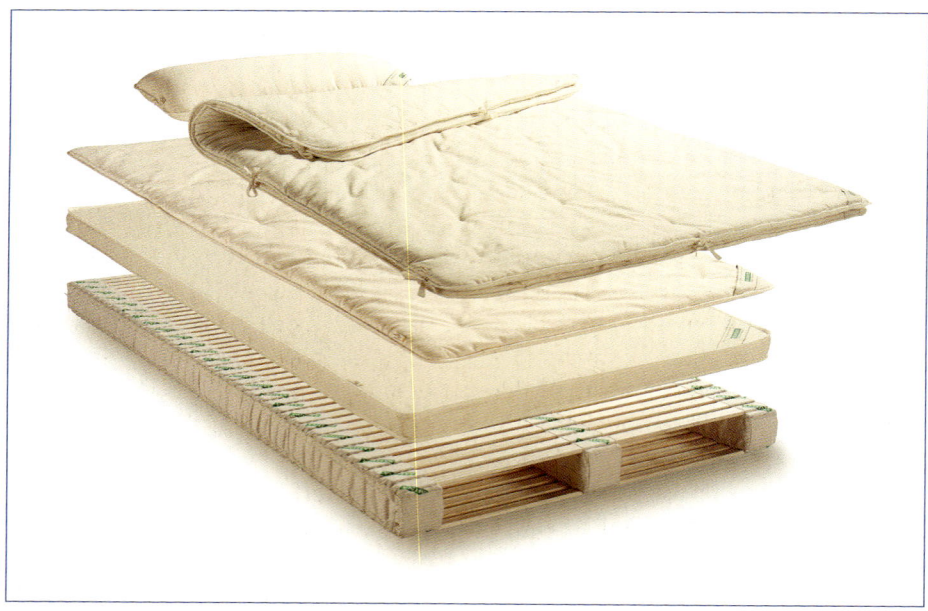

Abb. 74: Der Schichtenaufbau des bioenergetischen Schlaf-Gesund-Konzeptes.

Ausblick

Ich wünsche allen Lesern, dass Sie einen guten Therapeuten finden, der Ihre Körperstatik ins Lot bringt, und viel Erfolg bei der Anwendung der Magnetfeld-Therapie. Es ist unsere Aufgabe, den eigenen Körper fit zu halten. Jeder einzelne ist für seine Gesundheit verantwortlich und kann sich selbst helfen.

Diejenigen, die die Wirkung von Magnetfeldern noch nicht kennen, können es jetzt ausprobieren. Sicher haben Sie den Test-Magnet schon gefunden. Kleben Sie ihn auf ihren Hauptschmerz. Probieren Sie es einfach aus.

Die Kritiker bleiben – wie überall – auch bei dieser Therapie nicht aus. Bitte, lassen Sie jeden Patienten für sich selbst entscheiden, ob er diese Behandlungsmethode ausprobieren möchte oder nicht. Nur durch Ausprobieren kann man feststellen, was hilft und was nicht. Was bringt es Ihnen, wenn Sie andere davon abhalten ihre Lösung zu finden? Freuen Sie sich für jeden, dem wir helfen können.

HINWEIS

Ich höre immer wieder dieselben Fragen von meinen Patienten: »Wieso hat mir das noch keiner gesagt?«, »Wieso weiß das der Arzt nicht?«, »Wieso machen das die anderen nicht auch?« Auch Orthopäden kommen zu mir in die Behandlung und sind überrascht: »Ich wusste gar nicht, dass das geht.« Niemand sollte sich also ärgern, dass ihm jahrelang keiner helfen konnte. Freuen Sie sich einfach nur, wenn Sie endlich Ihre Schmerzen loswerden.

Die Ärzte suchen oft die Schuld für die Schmerzen bei den Patienten, weil diese angeblich zu wenig Sport machen oder zu viel. Manche Dorn-Therapeuten geben auch dem Patient die Schuld, weil er eventuell zu wenig »Übungen« gemacht hat. Immer soll der Patient Schuld sein, bis er es am Ende selber glaubt. Wir brauchen selbstbewusste Patienten, die auf ihren Körper hören. Patienten, die mitdenken, unsere Behandlung verstehen und sich nicht abhalten lassen schmerzfrei zu werden.

Die Revolution zur Beseitigung von Rückenschmerzen geht nur über den Patient, der klar weiß und sagt, was für eine Behandlung er will. Deshalb möchte ich alle Leser bitten, dieses Buch an Freunde und Bekannte weiterzugeben, die Schmerzen haben und Lösungen suchen.

In zehn Jahren werden viele Ärzte und Therapeuten mit dieser innovativen Therapie arbeiten. Das ist die Zukunft, in der radikale und intolerante Therapeuten keinen Platz mehr haben. Diese müssen an sich arbeiten und umdenken, denn Therapie bedeutet Offenheit, Liebe, Respekt, Fluss, Entwicklung und somit Gesundheit und vor allem endlich Schmerzfreiheit.

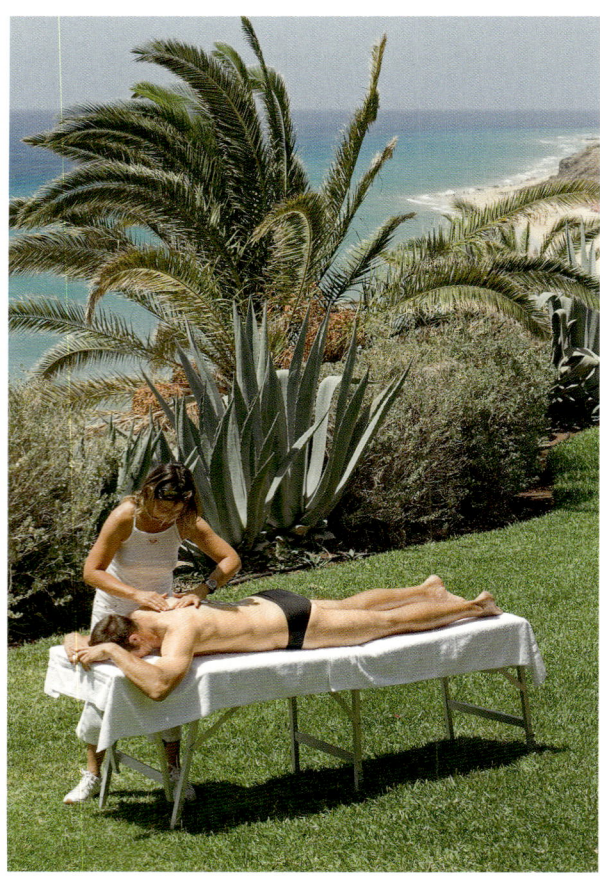

Abb. 75: Location Fotoshoot Robinson Club Esquinzo Playa, Fuerteventura.

Adressen

Auf meiner Webseite www.endlich-schmerzfrei.net finden Sie aktuelle Infos und Termine zu meinen Wirbelsäulen-Seminaren für Therapeuten und Ärzte.

Außerdem können Sie sehen, wo aktuell unsere Behandlung »Magnetics« angeboten wird. Sie finden hier Heilpraktiker und Therapeuten weltweit, die ich empfehlen kann.

Über die Webseite können Sie sämtliche Produkte auch online bestellen:
- Massagegerät Relaxer (Preis: 350,– Euro)
- Magnetfeld-Matte Magnetics effect* (Preis: 399,– Euro)
- Magnetpflaster Magnetics effect* (Preis: 27,– Euro)
- Klebepads (Preis: 20,– Euro)

Telefonisch erreichen Sie uns auch unter 0900 1620327.
(*1,99 €/min. aus dem deutschen Festnetz, Mobilfunk abweichend).

Die Magnetpflaster Magnetics effect* werden aus Qualitätsgründen nur in Deutschland hergestellt. Sie sind unter der Pharmazentralnummer PZN 0647351 registriert und können auch über jede Apotheke bestellt werden. Ebenso sind die Klebepads unter der PZN 2918541 gelistet. Magnetics effect* ist eine angemeldete Marke.

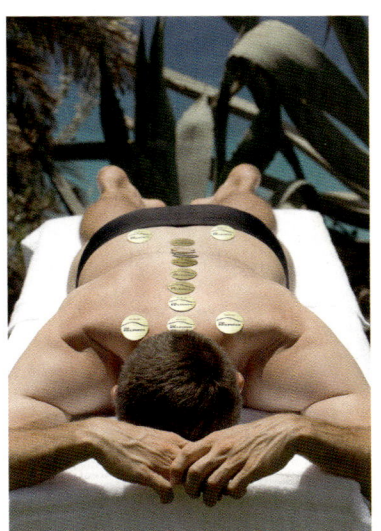

Jürgen Aschoff, Arzt für Naturheilverfahren, Dunkelfeldmikroskopie und Aschoff-Test, Privatpraxis.
www.aschoff-praxis.de.

Infos zu Medi-Taping nach Dr. Dieter Sielmann finden Sie unter:
www.schmerzundtape.de.

Abb. 76: Wirbelsäulen-Behandlung im Robbinson-Club.

Literaturverzeichnis

[1] Kafka, Pof. Dr. W.A.: Dunkelfeld – Mikroskopie. Aufnahmen von freien bzw. verklumpten Erythrozyten.

[2] Stemme, O.: Physiologie der Magnetfeldbehandlung. Grundlagen, Wirkungsweise, Anwendungen. München: Dr. Otto Stemme Verlag. 1992

[3] Ardenne, M. v.: Sauerstoff-Mehrschritt-Therapie. Stuttgart, New York: Georg Thieme Verlag. 1987

[4] Ardenne, M. v.: Gesundheit durch Sauerstoff-Mehrschritt-Therapie. München: Nymphenburger Verlagshandlung GmbH. 1985

[5] Ardenne, M. v.: Wo hilft Sauerstoff – Mehrschritt – Therapie?, Wien, Zürich: BI – Wiss. – Verl. Mannheim. 1989

[6] Perutz, M.F.: Struktur des Hämoglobins und Transportvorgänge bei der Atmung. Spektrum der Wissenschaft 1. 1979: 19–34

Bibliografische Information der Deutschen Nationalbibliothek. Die Deutsche Nationalbibliothek verzeich-
net diese Publikation in der Deutschen Nationalbib-
liografie; detaillierte bibliografische Daten sind im
Internet über http://dnb.d-nb.de abrufbar.

Programmplanung: Carmen Alt

Redaktion: Julia-Shirin Mackert

Bildredaktion: Carmen Alt

Umschlaggestaltung und Layout:
Cyclus · Visuelle Kommunikation, Stuttgart

Bildnachweis:
Umschlagfoto: Kerstin Reiger
Fotos im Innenteil: Jürgen Aschoff: S. 27; John Carter:
S. 8, 13, 15, 41, 42, 44 unten, 53, 54, 56, 59; Clinica San
Roque: S. 75; DPA: S. 18, 19, 25, 26, 28, 47, 66 rechts,
83, 84, 85; www.FFotosport.com: S. 2, 24; Alexis Gomez:
S. 9; Jérome Houvyet: S. 64; Jono Knight: S. 74; Tony
Mateo: S. 72; Mauritius images/Photo Researchers:
S. 68; Kerstin Reiger/www.kerstinreiger.com: S. 7, 17,
20, 21, 43, 44 oben, 45, 46, 48, 49, 50, 51, 52, 53, 55,
58, 59, 60, 62, 63, 65, 66 links, 67, 69, 71, 73, 76 oben,
78, 87 oben, 90, 91; Samina: S. 87 unten, 88; Christian
Tillmanns: S. 86; www.Tom-brendt.de: S. 61; www.
tricktionary.net: S. 76 unten; Franz Ziesing: S. 10.
Die abgebildeten Personen haben in keiner Weise
etwas mit der Krankheit zu tun.

Zeichnungen: Rainer Holzschuh (S. 30, 31, 33, 34, 35)
und Otto Stemme (S. 39) von Christine Lackner,
Stuttgart, gezeichnet

© 2009 TRIAS Verlag in MVS
Medizinverlage Stuttgart GmbH & Co. KG
Oswald-Hesse-Straße 50, 70469 Stuttgart

Printed in Germany

Satz: Fotosatz Buck, 84036 Kumhausen
gesetzt in: InDesign CS3

Druck: AZ Druck und Datentechnik, 87437 Kempten

Gedruckt auf chlorfrei gebleichtem Papier

ISBN 978-3-8304-3527-3   1 2 3 4 5 6

Liebe Leserin, lieber Leser,
hat Ihnen dieses Buch weitergeholfen? Für Anre-
gungen, Kritik, aber auch für Lob sind wir offen.
So können wir in Zukunft noch besser auf Ihre
Wünsche eingehen. Schreiben Sie uns, denn Ihre
Meinung zählt!

Ihr Trias Verlag

E-Mail Leserservice:
heike.schmid@medizinverlage.de

Adresse:
Lektorat Trias Verlag, Postfach 30 05 04,
70445 Stuttgart, Fax: 0711-8931-748